# 認知症・精神疾患の看護に
# 頭部CT画像からの
# 情報を活かす

編著

# 大塚恒子　阿部和夫

精神看護出版

## 本書のねらい─精神科看護と神経内科の"出会い"

　本書では，精神科看護の展開のなかで生じる違和感やケアの「うまくいかなさ」からくる停滞した状況に対して，神経学の観点による専門的情報が行き詰まりをみせる現状をいかにして進展させていくのかを，いくつかのケースを用いて示していく。

　神経内科医に最初にコンサルテーションを依頼したのは，一般診療科から認知症患者さんへの対応に関して相談があり，裏づけのある適切なケア提供について模索しているときであった。

　事例は100歳の1人暮らしをしていた女性。骨折をして入院したところ，看護師に暴言や暴力，「人がいる，火事だ」と事実でないこと発し，チームは「一気に認知症に移行させたのは不適切なケアによるためではないか」と自責感を強く抱いていた。

　神経内科医である阿部和夫医師からは「自宅ではルーティン化した日常生活が脳の可塑性を促し認知機能低下を制御してきたが，超高齢により予備能力のなさが顕著に出現したのであって，まったく看護師の責任ではない」とのアドバイスを受けた。筆者は「看護師や看護を理解し，精通されている」と驚き感動し，継続してコンサルテーションを受けられないかと病院長に交渉をした。精神障がい者への治療において，神経内科医からアドバイスが必要なケースはまれであると当初は許可されなかったが，診断名や治療への関与ではなく，看護師のアセスメントやケアの修正が目的であることを説明し許可を得た。

　上記の事例のように，現場では診断名と照合できない症状に疑問をもったり，看護介入に苦慮したりという場面が多い。毎日多職種とカンファレンスを開催しているが解決には至らず，違和感や疑問が残ることが多々ある。

　たとえば25年間統合失調症の治療を受け入退院をくりかえしていたが，他人の食べ物にも手を出し，自分の意思を押しとおそうと怒声をあげるなどの症状がみられたある事例。スタッフは慢性期の解体症状による症状と捉えてケア提供をしていたが，「統合失調症のケアを進めて本当に間違いはないのか？」という疑問を抱え続けていた。別の事例では急激に記憶障害が進行し，上品な女性が家族も驚くような言葉を発するといった人格の変化がみられ，アルツハイマー型認知症の診断で入院した。しかし，入院後の言動や急激な認知機能低下をまのあたりにし，診断名に対して釈然としない思いが残っていた。

　阿部医師によるコンサルテーションを受けて，前者の事例は，頭部CT画像で脳全体の萎縮，特に，両側性の前頭葉および側頭葉の萎縮が認められたことから，前頭側頭型認知症の可能性を指摘されて，ケア計画の修正を行った。

後者の事例は，頭部CT画像で左視床前核梗塞がみられ，激しい言動や易怒性，興奮などは，梗塞による浮腫が改善すれば可逆性のものであり，認知症症状や自発性・意欲の低下はアルツハイマー型認知症ではなく，視床前核の梗塞による症状であることの指導を受けた（p.26「ケース❶」）。さらにいえば，入院患者さんはさまざまな病名を呈しているが，神経内科医によるコンサルテーションを受けて，知識がなかった病名にも多く遭遇する。たとえば，器質性精神障害と診断されていて，拒食から食事を投げつけ，ケアを拒絶する事例では「右半球症候群」であるというアドバイスを受けた（p.43「ケース❹」）。ある統合失調症患者さんは多飲水により意識レベルの低下をきたし，一般診療科に救急搬送され電解質の補正や輸血を施され帰院したが，つじつまの合わない会話や全盲がみられ，可逆性後頭葉白質脳症（PRES）を発症していた（p.107「ケース⓯」）。

　認知症においてもアルツハイマー型認知症が診断されているが，「何か違う」という認識をもちコンサルテーションを受けたところ，前頭側頭型認知症の指導を受けるというケースが多かった。前頭側頭型認知症の発症率は低いとされているが，精神科病院への入院治療が必要な患者さんは，地域や施設で対応困難な症状を呈しており，看護師が抱く違和感は間違っていないとアドバイスを受けて納得ができた。

　このように，看護師の疑問や違和感，「うまくケアができないのは自分たちの技術の問題である」という自責感や行き詰まり感は，頭部CT画像から脳の形状や巣症状を学び，臨床症状と照合しケア計画の修正を行うことで（もちろんすべてとは言わないが），解決させることができる。

　巣症状あるいは局在症状は本書の重要なキーワードの1つである。

　巣症状とは，脳の特定の部位が司る機能が障害されたことで生じる神経症状のことであり，局在症状ともいう。巣症状としては，片麻痺，対麻痺，脳神経症状などがあり，高次脳機能障害である失語，失行，失認なども巣症状である。

　脳は，全身からの情報を収集し，それを整理・統合・評価することで機能するため，その機能は高度に分化し，同じ大脳半球であっても，場所が異なれば機能も異なっている。したがって，巣症状から脳の特定の障害部位を推定する局在診断は，神経学の根本とされている。

　提示されている診断名に引きずられず，医師とディスカッションをして，脳の形状や巣症状（局在症状）の有無やその影響を知ることにより，精神科看護の提供に大きな変化をもたらす。以下では現場を代表して看護部副部長の森川晋により，病棟が神経内科医によるコンサルテーションをどのように受けとめているか，阿部医師より精神科看護師が神経内科医と議論をすること意義について述べてもらう。

　統合失調症の症状は陽性症状，陰性症状，解体症状（認知機能障害）に大別される。またアルツハイマー型認知症は前頭葉，側頭葉，頭頂葉などの大脳皮質の器質的障害が特徴である。アルツ

ハイマー型認知症の看護の原則は，修正する，わからせる，説明する，説得するなどを行わない，つまり前頭葉への働きかけを避け，無理に理解を求めないことである。このことを看護師は知識レベルで理解しているが，臨床の現場では業務優先となり，または指導的になって，ついつい説明や説得する場面がみられることは否めない。

看護部長のアイデアにより，神経内科医のコンサルテーションが導入された。臨床症状と画像診断からアドバイスをいただき看護に活かすことを目的とすると説明を受けたが，各病棟の師長はどのような患者さんをコンサルテーションにあげていいのかとまどいながら，まずは自病棟の困難事例を抽出した（その一部が本書で紹介されているケースである）。慢性期病棟からは易怒性，突発的な衝動行為，感情不安定で暴言，被害妄想を呈する患者さんがあげられた。急性期病棟からは入院直後の患者さんや精神症状のアセスメントにとまどう患者さんがあげられた。

認知症病棟からは嚥下障害や誤嚥性肺炎をくり返す，意識消失発作がみられる，拒食拒薬やものを投げつける患者さんがあげられた。統合失調症やアルツハイマー型認知症が診断されていたが，症状や画像から異なる病名（側頭葉てんかん，前頭側頭型認知症，血管性認知症など）を指摘されることが多かった。診断名から看護することがあたりまえであった私たちには，異なる病名を説明されたときは衝撃的で，「いままでの看護はなんだったのだろう」「主治医の診断ミスなのか」「適切なアドバイスで患者が救われた」などの感情を抱いた。現在では，入院時の診断名に過去に診断された病名を調べたり，新たな病名をイメージして，目の前の症状から考えられる状態を推論し，診断名に引きずられない看護を提供することが重要であると認識している。

看護師自身が救われるアドバイスも数多くあった。ケアの拒否に遭遇すると，「自分のかかわりが悪いのではないか」と考え，落ち込んでしまう。認知症の器質的変化により，ケアの拒否に遭遇することが多いが神経内科医より「看護師を拒否しているのではなく，患者さんは嫌いと思ったら嫌いであって，そこに理由はない。ピーマンが嫌いな子どもは理由なくピーマンが嫌いであることと同じであり，看護師が嫌われていると思うことはない」と言われ，患者さんに接する気持ちがずいぶん楽になったとの感想が聞かれた。また，神経内科医の診察から得られたアドバイスから見直した看護計画は，根拠が理解でき，納得できるため病棟内で浸透されやすく，統一したケアが実践されるようになっている（森川）。

神経内科医としての私の立場は，なんでもわからないと思ったことは聞いてください，です。神経内科と精神科の違いは？　との疑問もあるかもしれません。神経内科とは大脳から脳幹，脊髄，末梢神経，神経筋接合部そして筋肉および感覚器と広範囲な器官の障害を診る科です。最近，脳神経内科と名乗るようになってきました。あたりまえですが，神経内科は，脳の障害も診察しますのでわざわざ，"脳"をつけ加える必要はないと思っています。本当は，Neurology（神経科）と

名乗りたいのですが，複雑な事情から，ほかの国々とは異なり，わが国だけ内科の一部のような名乗りになっています。

　一方，精神科は，おそらくは，人体のどこか（大脳とは限らないかもしれません）のなんらかの障害により，症状が生じているが，どこか決めることができない（神経内科では，高位診断ができない，といいます）疾患を診る診療科です。精神科の扱う疾患であったのに，いまは，神経内科が診療する疾患も数多くあります。

　それでは，看護師はどのようなときに神経内科医に相談をするのか。かかわりあった当初は，精神科疾患としてケアをしていたのに，長くかかわっていると，"変"だ，あるいはこのような症状がこの病気で出ることがあるのか，などの疑問を感じたならば，神経内科医の出番です。われわれは，神経学的所見をとり，症状の責任部位を推測（高位診断）し，画像検査をはじめとする検査を行い（神経内科で行う検査は山ほどあります），症状が出現する可能性が高い部位に一致して病変が推定された場合に，診断基準を元にして確定診断をします。症状が高位診断できないときは，精神科疾患と判断をしますが，神経内科医は（もちろん私も）こだわりが強く理屈っぽいので，なんらかの診断をします。そうした診断について神経内科医と議論をすることは，看護師にとっても，これまでの経験を異なった面から見直すことになり，患者さんのケアにとって非常に有用だと思います（阿部）。

　本書ではじめて耳にする病名や症状，イメージがつきにくい病態の記述があり，スムーズにページを進められない，あるいは頭部CT検査をする設備がなく神経内科医が不在などの理由から，この本に書かれていることと照合できないとまどいもあるかもしれない。しかし，読み進めていただくことにより，いま抱かれている疑問や違和感をスルーせず，同僚や先輩と話し合われる機会につながると確信している。なお，ケースの紹介にあたっては特定の個人を識別することができないよう個人情報を加工している。

**大塚・編集部より**

　本書の制作作業を終えて印刷を待つのみという段階で，阿部和夫先生の急逝の一報が届けられました。直前まで内容の確認を進めていたなかでの，あまりに突然の知らせでした。本書は神経内科医の見立てを活用することによって新たなアセスメントの視点を得て，根拠に基づいた精神科看護を展開していくことを主題としたものです。ただ，阿部先生は常々，「精神科のことはやはり精神科の人たちが専門家なんだよ」と，精神科医療・看護の専門性を尊重する姿勢を示されておられました。神経内科と精神科医療・看護の協同による精神科臨床の展開。その先鞭をつける本書を，阿部先生自身に手にとってもらえないことが，なによりも悔やまれます。この場を借りて，心より感謝と哀悼の意を表します。

# 目次　CONTENTS

# パート1

## 認知症・精神障害の基本知識と対応

# 本書に登場する認知症・精神疾患の基本知識と対応

## 認知症の分類（図1）

　DSM-5（精神疾患の診断・統計マニュアル）では認知症を，「認知欠損が毎日の生活において自立を阻害する，すなわち，請求書を支払う，内服薬を管理するなどの最低限の複雑な手段的日常生活動作に援助を必要とする」状態であると述べている[1]。

## アルツハイマー型認知症（Alzheimer's disease, AD）の対応

### 1. アルツハイマー型認知症初期の対応の基本

#### 1）概日リズムを崩さない

①生活リズムをつけ，無気力やひきこもり，夜間不眠やせん妄などの発症予防と改善。

②認知症発症前に興味をもっていたことを介護者と一緒に行う。新しく興味をもたせることは，学習能力が低下している認知症者には苦痛。

③脳機能訓練として，簡単な計算ドリル・折り紙・ぬり絵・日記などの活用。サークルやデイケアに参加して，会話や行動を増やし，周囲の人々を助けたり，助けられたりする。集団行動が有効。

#### 2）家庭内や社会でできることは役割をもたせ，日常生活技能を維持する

①長い人生でやってきた「食器を洗う。洗濯物をたたむ。食卓を拭く。掃除をする」などをやってもらう。入院中も何か役割をもってもらえることを導入。「毛髪の手入れ，歯磨き，着替え」などの不十分なセルフケアを手助けしながら一緒に行い結果をほめる。時間は要するが「一緒にする」ことが重要。

②段取りがたてられない，段取りよく行動できない実行機能障害には，「1人でベッドから降りないでください」「点滴ですので触らないでください」などの手順を紙に書いて視覚的刺激を活用。

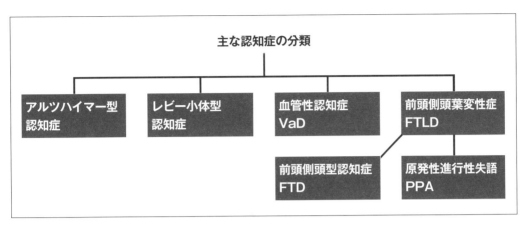

図1　認知症の主な分類（FTLD, FTD, PPAの詳細はp.72）

### 3) 安心感を与えるために事実を知らせ説得や否定をしない

①記憶障害による「いつものところにない。盗られた」に対し，「あなたが置き忘れたのでしょう」と訂正や修正をせずに，「一緒に探しましょう」と，現状を提示して気分転換をはかり，身体を動かす。失敗しても責めない。手助けしながら一緒にしてほめる。

②「点滴や酸素マスクに触れない」「ベッドから降りない」ことを理解させようと強く言ったり，叱らない。例）「嫌なことをしてすみません」「しんどいですね。申し訳ないです」「協力いただいてありがとうございます」。

③ほかのことに注意が転換できる援助。

## 2. アルツハイマー型認知症中期の対応の基本

### 1) 周辺症状の改善をはかる

①短時間で記憶から脱落していく言語的刺激は避け，必要なことを紙に書き再確認できる視覚的刺激を活用。

②場所や日時の記載で見当識障害が改善。

③一方的な訴えやつじつまの合わない訴えに対して，聞き流すのではなく，否定もせず，毎回話を聞き，間違いの指摘や是正はせず，パターンを決めてかかわる。

④興味や関心，意欲の低下には，健常時の趣味や興味に関する手続き記憶をアクティビティ・ケアに活用。

⑤周辺症状の不安や焦燥が強度では適応が困難な場合は，なじみのある物を導入し，興味を示すアクティビティ項目を模索。

## 2) 崩壊した概日リズムの修復をはかる

①朝は起床を促し，昼間は日光を浴びて活動を増やす。

②過眠を避け，夜は入眠できる環境を整えて昼夜のリズムを確保。

③アクティビティ・ケアの参加を促す。

## 3) 中核症状や周辺症状によって低下しているセルフケアへの援助を行う

①実行機能障害や失行の程度をアセスメントして，できる部分は本人にまかせて一緒に行う。

②手続き記憶を活用する。

## 4) 末期への移行を遅らせる

①感染症や脱水や低栄養，便秘などの身体合併症の予防。

②転倒・転落事故や誤嚥・窒息を予防。

# 3. アルツハイマー型認知症末期の対応の基本

## 1) 身体合併症を予防する

①低栄養や脱水予防のため，経鼻経管栄養によるカロリーや補助食品を選択し，食間と就寝前に水分補充し，検査データや皮膚を観察。

②褥瘡予防の装具を使用し，2時間おきに体位変換。

③肺炎や心不全などの身体合併症の予防のため，バイタルサイン，フィジカルアセスメント，検査データや身体の観察をする。

④ミオクローヌス，振戦，けいれんの有無を観察する。

## 2) 看取りの看護の準備をする

①看取りについて，患者さんの意思の表明の有無について確認する。

②意思が表明されていなかった場合は，患者の価値観や人生観などをとおして家族の思いを聞く。

③状態が変化する都度，家族の思いを確認し，死亡後に「実はできるだけのことをしてほしかった」などの後悔がないように配慮する。

## 3) 生体リズムを整え，生命維持機能を賦活する

①概日リズムと生体リズムの修復のために，夜は睡眠がとれる環境の調整，昼間は日光浴や窓際で過ごし，集団の場に参加させて刺激を与える。

**表1　アルツハイマー型認知症の診断基準** [1)]

| A) 記憶を含む複数の認知機能障害 |
| --- |
| B) 社会的・職業的な機能の障害／病前の機能の著しい低下 |
| C) ゆるやかな発症と持続的な認知機能の低下 |
| D) A) の障害が下記によらない |
| 　1. 中枢神経系疾患（脳血管障害，パーキンソン病，ハンチントン病，硬膜下血腫，正常圧水頭症，脳腫瘍）<br>　2. 全身性疾患（甲状腺機能低下症，ビタミンB12／葉酸／ニコチン酸欠乏症，高カルシウム血症，神経梅毒，<br>　　HIV感染症）<br>　3. 物質誘発性の疾患 |
| E) せん妄の経過中にのみ現れるものではない |
| F) 障害が他の第1軸の疾患では説明されない |
| 　大うつ病性障害，統合失調症など |

＊DSM-Ⅳ-TR（米国精神医学会診断統計便覧第4版）をもとに作成

②セルフケアの全面介助を行い，皮膚の統合性や清潔を保持。

③四肢関節の拘縮には，関節可動域のリハビリテーション。ベッド座位や車イス座位により臥褥状態を可能な限り予防。

　アルツハイマー型認知症の診断基準を表1に示す。

# レビー小体型認知症 (Dementia with Lewy bodies, DLB) の対応

## 1. 認知機能の変動による恐怖や不安を増強させない

①認知機能の変動のアセスメントを行い，情報をチームで共有。

②変動時は周囲の危険物を排除し，ほかの患者さんを遠ざけ静かな環境を整備。

③認知機能の変動時は，入浴や食事などの時間をずらし，1対1で対応。

## 2. パーキンソン症候群への対応

①転倒の予防のために，身体が傾いた場合は身体を支える。

②突進歩行には手を引く。

③起き上がりと立ち上がりが困難なために，1人でベッドから降りないよう介助。

④靴のかかとを踏まないで歩くよう指導。

⑤歩行中には声かけをせずに，歩くことに専念させる。

⑥食前に嚥下訓練と発声訓練を行い，誤嚥を予防する。

## 3. 詳細で現実的な幻視や妄想の対応の基本

①幻視は「たそがれ症候群」と同様にうす暗い環境で生じるので，部屋の明るさを十分に保つ。妄想に発展する物を部屋から排除。

②巨大視や変形視の視覚障害から強度の不安や恐怖を発症させるので，急に近づき正面に立ったり，臥床中のベッドを覗きこんだりしない。

③妄想の対応は，アルツハイマー型認知症の妄想に対する「一緒に探しましょう」「お茶を飲みに行きましょう」と現実認識を提示した働きかけと同様の対応は，レビー小体型認知症は詳細で現実的な妄想のために，拒絶性興奮を発症させ信頼関係を損ねる。拒絶の強いときは時間を変えて対応。

## 4. レム睡眠期行動異常への対応の基本

①レム睡眠時に大きな寝言や奇声，体を大きく動かすなどがみられるが約10分以内に収まるため，危険な行動がなければ見守る。

②明るい場所（詰所）に誘導して混乱や恐怖を軽減後に入眠のケアを行う。

③朝方のレム睡眠は長く続くので，部屋を明るくしたり，目覚まし時計で自然な覚醒を促す。急な覚醒は，悪夢と現実が混同し興奮を発症させる。

④概日リズムを整える。

⑤せん妄との区別をする。

## 5. 抗精神病薬などの過敏性があることをチームで確認

①過眠・パーキンソン症候群・起立性低血圧などをアセスメント。

## 6. 言語的表現の障害を配慮

①言語理解，情緒面や感情面も保持されているので人格を無視した対応を避ける。

②相手の言いたいことを明確化し代弁。

③会話速度を遅くし，抽象的表現は避け，簡単な語句を用いた短い文章で対応。

## 7. 概日リズムを修復

①音楽のメロディーの記憶と認識は保持されている。音楽をバックグランドに流す時間を増やす。

②拒絶性の衝動的暴力行為はあるが，情緒面は保持されているので，音楽，図工，創作，園芸などのアクティビティ・ケアを行い，生活リズムを確立。図2にレビー小体型認知症の診断基準を示す。

# 【レビー小体型認知症臨床診断基準（2017）】

社会的あるいは職業的機能や通常の日常活動に支障を来す程度の進行性の認知機能低下。初期には持続的で著明な記憶障害は認めなくてもよいが，通常進行とともに明らかになる。注意，遂行機能，視空間認知のテストにより著明な障害がしばしばみられる。

## 支持的特徴
- 抗精神病薬に対する重篤な過敏性
- 姿勢の不安定性
- くり返す転倒
- 失神または一過性の無反応状態のエピソード
- 高度の自律機能障害（便秘，起立性低血圧，尿失禁など）
- 過眠
- 嗅覚鈍麻
- 幻視以外の幻覚
- 体系化された妄想
- アパシー，不安，うつ

## 支持的バイオマーカー
- CTやMRIにおいて比較的保持された内側側頭葉
- SPECTやPETによる後頭葉の活性低下を伴う全般性の取り込み低下（FDG-PETで　は cingulate island sign を認めることあり）
- 脳波上における後頭部の著明な徐波

## 中核的特徴
- 注意や明晰さの著明な変化を伴う認知の変動
- くり返し出現する構築された具体的な幻視
- 認知機能の低下に先行することもある
- レム期睡眠行動異常症
- 特発性のパーキンソニズムの以下の症状のうち1つ以上：動作緩慢，寡動，静止時振戦，筋強剛

## 指標的バイオマーカー
- SPECTまたはPETで示される基底核におけるドパミントランスポーターの取り込み低下
- MIBG心筋シンチグラフイでの取り込み低下
- 睡眠ポリグラフ検査による筋緊張低下を伴わないレム睡眠の確認

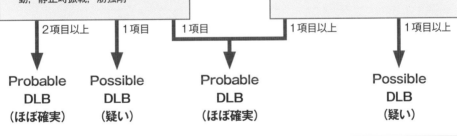

|2項目以上|1項目|1項目|1項目以上|1項目以上|

**Probable DLB**（ほぼ確実）　**Possible DLB**（疑い）　**Probable DLB**（ほぼ確実）　**Possible DLB**（疑い）

図2　レビー小体型認知症臨床診断基準（2017）[2]

## 血管性認知症（Vascular dementia, VD）の対応

## 1. 早期のアクティビティ・ケア

①早期にアクティビティケアによるリハビリテーションを開始し，脳血流と局所症状の改善をはかり，生体リズムを整える。

②人格と記憶機能が保持されているためにアクティビティ・ケアは回想療法やリアリティオリエンテーションを選択。

③運動麻痺，知覚異常，視力障害などの有無を観察し，プログラムに支障がないことを確認。

## 2. 麻痺・嚥下障害・構音障害などの巣症状（局所症状）による合併症の予防

①転倒予防のスコア評価を活用し，チームでリスクを共有。

②食事前の嚥下訓練と発声訓練により誤嚥を予防。

## 3. うつ状態や感情障害には安心できる環境の整備

①精神運動緩徐とうつ状態が強いので，本人に逆らわず安心できるように担当看護師と1対1の関係がよい。

②病前の職業や性格を把握した言葉かけ。

③セルフケアは全介助ではなく，できる部分は行ってもらい，急がせず自信をもたせる。

## 4. 原因疾患の再発予防に，血圧や血糖のコントロールや十分な水分補給

①脳血管障害の治療薬を確実に服薬する。

②夜間の排尿を減らすために，夕食後の極端な水分制限がないよう指導する。

③必要なケースには，食事療法や水分のイン・アウトを管理する。

血管性認知症の診断基準を表2に示す。

表2　血管性認知症（VaD：major vascular neurocognitive disorder）診断基準（DSM-5による）[3]

| A. その基準がmajor neurocognitive disorder（認知症）に合致すること。 |
| --- |
| B. 臨床像は次のいずれかで示唆される血管性の特徴を有すること。 |
| 　1. 認知機能障害の発症が1つ以上の脳卒中発作に時間的に関連する。<br>　2. 障害が情報処理速度を含む複合的な注意力，前頭葉性の実行機能に顕著である。 |
| C. 病歴，理学所見ならびに神経画像所見から，認知機能障害を十分に説明し得る程度の脳血管障害が存在すること。 |
| D. 症状は他の脳疾患や全身疾患で説明されないこと。 |
| probable vascular neurocognitive disorder |
| 以下の項目の少なくとも1つを満たす。それ以外はpossible vascular neurocognitive disorderとする。<br>　1. 臨床基準が脳血管障害に起因する神経画像の異常で説明可能である。<br>　2. 認知機能障害の発症が，1つ以上の文書記載のある脳卒中発作に時間的に関連する。<br>　3. 臨床的及び遺伝学的な脳血管障害の証拠がある（例えば, CADASIL） |
| possible vascular neurocognitive disorder |
| 臨床像が一致しても，神経画像が得られない場合や，認知機能障害の発症が1つ以上の脳卒中発作に時間的に関連することが確認できない場合。 |

## 前頭側頭型認知症（Frontotemporal dementia, FTD）の対応

### 1. 自発性の低下による怠惰や無為の軽減

①日常生活をルーティン化し，被影響性の亢進を応用し単純で視覚的にわかりやすい活動を場所，時間，担当を決めて行う。

②セルフケアの支援は排泄，入浴，更衣など介助をパターン化し，時間がかかっても不完全でも，いったんは本人に任せる。

### 2. 顕著な常同性や立ち去り行動への対応の基本

①原則，複数の看護師ではなく1対1でかかわる。

②常同パターンを把握し，食事や入浴などの誘導時は，途中から徘徊に寄り添い，方向修正を行う。

③食堂のイスにやっと座ったかと思うとすぐに立ち上がり，徘徊を始めたとしても無理強いはせず帰ってくるまで待つ。

### 3. 自発語の減少・消失への対応

①言語の説明は避け，言いたいことや望むことを代弁し端的に伝える。

②早急な意志決定を求めない。

表3　行動障害型前頭側頭型認知症（behavioral variant FTD：bvFTD）の診断基準[2]

| 必須条項：観察もしくは患者の近親者から提供された病歴により，行動および／または認知機能の進行性の低下が示される |
| --- |
| **possible bvFTD**：下記のA～Fの症状のうち3つが持続的もしくは頻回に出現すること |
| A.　早期から（3年以内）の行動の脱抑制（社会的に不適切な行動，マナーや礼儀作法の欠如，衝動性，無分別または不注意な行動など）<br>B.　早期から（3年以内）の無関心もしくは無気力<br>C.　早期から（3年以内）の共感や感悩移入の欠如（他者のニーズや感情への応答の減少．社会的な関心や人間的な温かさの減少など）<br>D.　早期から（3年以内）の保続的，常同的，または強迫的／儀式的な行動（単純な反復動作．強迫または儀式的な行動，会話の常同性など）<br>E.　口唇傾向と食嗜好の変化（過食，飲酒や喫煙の増加，異食など）<br>F.　神経心理学的特徴（遂行機能の障害とエピソード記憶および視空間認機能の保持） |
| **probable bvFTD**：下記のA～Cをすべて満たすこと |
| A.　possible bvFTDの診断基準を満たす<br>B.　介護者の報告やdinical dementia ratingもしくはfunctional activities questionnaireで示される有意な機能障害が存在する<br>C.　下記のいずれか1つで示されるbvFTDに一致した画像所見<br>1）MRIまたはCTで前頭葉および／または側頭葉前方部の萎縮<br>2）SPECTまたはPETで前頭葉および／または側頭葉前方部の血流低下または代謝低下 |
| **bvFTDの除外診断基準**：下記のAおよびBの状態は除外される必要があり，Cはpossible bvFTDでは陽性であってもよいが，probable bvFTDでは陰性である必要がある |
| A.　障害のパターンが他の非変性性の神経疾患または身体疾患で説明できる<br>B.　行動障害が精神疾患で説明できる<br>C.　バイオマーカーがAlzheimer型認知症または他の神経変性過程を強く示唆する |

＊前頭側頭葉変性症（frontotemporal lobar degeneration：FTLD）の3つの臨床型についてはp.72を参照。

## 4.　口唇傾向や異食への対応

①拾い食いができないように環境を整備し不要な物を置かない。

②口腔ケアや手指を清潔にして感染予防。

③食べ物の種類や硬さを配慮して誤嚥や窒息を予防。

## 5.　人格変化による他者とのトラブルを防止

①部屋やホールでのグループ化を配慮。

②トラブルになったときは，叱責は避け，ただちに仲裁に入る。

③本人に自制の強要はしない。

　行動障害型前頭側頭型認知症の診断基準を表3に示す。

# 統合失調症の対応

## 1. 統合失調症の定義

　青年期に発症し，徐々に人格荒廃に至る精神疾患であり，高齢化する過程において症状の増悪，寛解をくり返し，その都度認知機能が低下する。

## 2. 統合失調症の臨床症状：陽性症状・陰性症状・解体症状より構成

### 1) 陽性症状

- 被害・関係・誇大妄想
- 作為体験
- 思考伝播，思考化声，幻聴
- 易刺激的感情障害，精神運動興奮，暴力行為
- 昏迷，緊張病症候群など

### 2) 陰性症状

- 自閉，感情鈍麻（平板化），自発性低下，好褥
- 自発的会話の減退，語彙の減少
- 不潔，日常生活動作の低下など

### 3) 解体症状 (不統合症状：Disorganization)

- 注意散漫
- 根気の低下
- 連合弛緩
- 偏執的（一方的）な思考
- 強迫症
- 常同症
- 感情のコントロール不能
- 退行した単純な会話
- 場に合わない会話や行動
- 言語新造，語彙創作
- 奇妙な化粧や行動（衒奇症）

- 自己能力の評価ミス
- 認知機能の障害（記憶障害，見当識障害，実行機能障害など）

## 3. 統合失調症の行動特性

①一時にたくさんの課題に直面すると混乱する。

②話や行動につながりがなく唐突である。

③あいまいな状況が苦手。

④その場にふさわしい態度がとれない。

⑤形式にこだわり，融通がきかない。

⑥慣れるのに時間がかかる。

⑦状況の変化にもろい，特に不意打ちに弱い。

⑧冗談が通じにくい，生真面目。

⑨容易にくつろがない，常に緊張している。

## 4. 統合失調症の対応のポイント

①はっきりと具体的に，くり返し説明し，生活パターンはわかりやすいものにする。

②必要なこと1つに絞り，余分なことを言わない。

③本人の長所に目を向け，具体的にほめたり励ます。

④手順の説明は一度にせず，段階を踏まえて確認しながら行う。

⑤「適当に」とか，「常識の線で」などの，状況にあわせて行う「など」を使わない。

⑥やんわりと遠まわしに言うのは誤解を生みやすい。

⑦注意はそのときに，まとめて言わない。

⑧悪化の前兆パターンを知る。

⑨本人の焦りに引きずられない。

⑩ステップアップの提案を忘れない。

## 高齢期うつ病の対応

## 1. 高齢期うつ病の特徴

①若いときにうつ病を発症した場合と，高齢期の発症では症状が異なる。同じ人でも，若いときの発症と高齢になって再発した場合も症状は変化する。

②いままでの人生経験からの影響，高齢になって脳が老化することでうつ病が多くみられるようになる。

③高齢になること自体が，うつ症状が発症するリスク要因である。

## 2. 高齢期うつ病の要因

### 1) 心理・環境的な要因（ライフイベント）

①物事へのこだわりが強く，心の柔軟性の低い人は，環境の変化に対応できない。

②引退，社会的な役割の変化，経済的状況の変化，健康喪失，家族や友人との離別・死別などの喪失体験。

### 2) 身体的な要因

①身体疾患はうつ病の発症と密接に関連している。

②加齢に伴って身体機能が低下し，身体疾患にかかりやすく痛み，高熱，脱水などを容易に引き起こす。

③高齢者は何らかの慢性疾患をもっており，重度だけでなく軽度の状態で原因・誘因となり得る。

### 3) 加齢に伴う脳機能の低下

①脳重量の減少，グルコースの時間消費量・脳局所血流量・酸素時間消費量の減少から脳の老化がみられ，神経伝達機能の低下が生じる。

②脳の老化は身体的機能の衰退と相互に関連する。

③脳の老化から，ライフイベントや身体的症状を総合的に判断できないために，うまく対応ができず高齢期のうつ病の原因・要因となる。

## 3. 高齢期うつ病の症状

①うつ病の基本的な症状である意欲低下や，うつ気分よりも，主観的な記憶力の低下を訴える。

②妄想，心気症状や焦燥が著しい。

③不眠，食欲不振，倦怠感，頭痛などの身体症状の訴えが多く，身体疾患があり，それによる愁訴との区別が難しい。

## 4. 高齢期うつ病と認知症との関係

①うつ病とアルツハイマー型認知症との結びつきは高く，若い時期にうつ病を発

症した人が，高齢になるとアルツハイマー型認知症を発症することが多い。

②高齢者うつ病は，アルツハイマー型認知症の原因となる血中アミロイドβタンパクの代謝異常がみられる。

③うつ病の薬のなかで，抗コリン作用を有する薬は認知機能を低下させる作用があり，認知症を誘発させる場合がある。

## 5. 高齢期うつ病のケアのポイント

①不安や葛藤によるストレス感受性が高い状態であるため，急激な接近は避ける。

②自責観念，不安や焦燥，苦悶を共感し，安易に励まさない。

③強迫症状や焦燥感に伴う行動化は無理に制止せず，危険のない範囲で経過を見守る。

④低下したセルフケアへの支援を行う。

⑤概日リズムを整える。

⑥自殺企図のアセスメントにより，自殺を予防する。

⑦薬物療法の副作用を観察する。

## 遅発性パラフレニーの対応

## 1. 特徴

①精神疾患の既往歴がない高齢者が，身体機能の低下や喪失体験，孤独や死の現実化などの状況因子と，長年にわたって培われた人格（性格）により引き起こされた妄想性の精神障害である。

②経過中に認知症化する症例があり，認知症の初期症状の場合もある。認知症の周辺症状である妄想とされることもあるが，記憶障害や認知障害の程度と有無で区別する。

## 2. 遅発性パラフレニーの要因

①病前性格：苦情が多い，信仰心が厚い，猜疑心が強い，敏感である，社会性に乏しい，冷淡である，聴覚障害，経済的な問題，孤独な生活，家庭内での孤立，隣人とのトラブル。

## 3. 遅発性パラフレニーの症状

①妄想は程度の差があっても系統化されており非現実的。

- 自分の家や部屋，身体のことなど日常的なことに限られる傾向
- 「毒を飲まされる」「催眠術をかけられる」「自分の考えを読まれる」「心や身体を光線や機械で操られる」「身辺をスパイされる」「考えや行動にプライバシーがなくなくなる」
- 被害妄想，関係妄想，嫉妬妄想，被毒妄想，つきもの妄想，家族迫害妄想，同居人妄想

②2／3に幻聴がみられる。

③言語面での混乱はなく記憶や見当識はほぼ保たれ，感情や意欲の障害はない。

## 4. 遅発性パラフレニーのケア

①食事，入浴や更衣などのセルフケアの援助を行うが，自尊心と感情を傷つけないよう言葉遣いや介入方法に配慮する。

②幻聴が強く興奮しているときは，タイミングをずらす。

③攻撃性が強いときは，巻き込まれないように，陰性感情を抱かないで訂正や説得はやめ，対応者を限定してかかわる。

④系統化された幻聴には直接否定をせず，「いまは食事をしましょう」といった現実の場面を提示する。

⑤興奮しているときは他患者さんとのトラブルが発生しないように，他患者さんを近づけないようにする。

⑥歯磨き，入浴や更衣などは怠らないようにし，感染を予防する。

⑦妄想や幻聴のタイミングをみて，認知機能の高いことを活用して，個別で新聞や読書，回想療法などのアクティビティ・ケアを行う。

引用・参考文献

1) American Psychiatric Association, 髙橋三郎, 大野裕, 染矢俊幸訳：精神疾患の診断・統計マニュアル 新訂版. 医学書院, 2004.
2) 一般社団法人日本神経学会ホームページ：認知症疾患診療ガイドライン2017. https://www.neurology-jp.org/guidelinem/degl/degl_2017_08.pdf（2023年12月1日最終閲覧）.
3) American Psychiatric Association, 髙橋三郎, 大野裕監訳：DSM-5 精神疾患の診断・統計マニュアル. 医学書院, 2014.
4) 一般社団法人日本精神科看護協会監修：統合失調症の看護ケア. 中央法規出版, p.27-38, 2017.
5) 昼田源四郎：統合失調症患者の行動特性 第3版. 金剛出版, p.45-92, 2020.
6) P. F. Liddle：The symptoms of chronic schizophrenia. A re-examination of the positive-nega-tive dichotomy. Br j Psychiatry, 151, p.145-151, 1987.

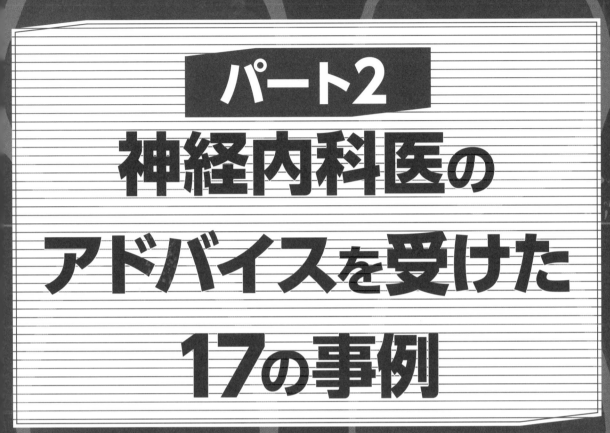

# パート2
# 神経内科医のアドバイスを受けた17の事例

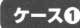

## ケース❶

# 近時記憶や見当識の改善がみられるが，これって本当にアルツハイマー型認知症？
### ―あきらかになった視床前核症候群の特徴を踏まえた看護の提供

### ◆この事例の主なポイントや行ったことは……◆

☑ アルツハイマー型認知症の特徴とは異なる状態への気づき

☑ 視床前核症候群とアルツハイマー型認知症の相違点の理解

☑ 視床前核症候群の特徴を踏まえて記憶を構築するために回想療法の導入

### 事例の紹介

　　80歳前半の女性。上品な性格で，家族との関係性もよかった。数年前に夫が死去し独居生活となったころから，物の置き場所や会話内容を忘れるような症状がみられるようになった。年齢相応の物忘れ程度であり家族も気にしていなかったが，徐々に物忘れが増強し，「通帳が盗まれた」「自宅の電話は盗聴されている」など妄想を呈する発言がみられた。家事はある程度行えていたので，食材を届けるなど子どもがサポートすることで，生活に支障はなかった。

　　ところが入院となる1週間前から，「孫が外国に拉致された」と警察へ通報するなど，妄想に左右された言動が顕著となり，「孫が出産して大量出血を起こしているので助けてほしい」と隣人宅に入り込むなど精神運動興奮も目立ち，警察の介入が増えていった。また，性格が一変し家族が驚くような下品な言葉を発し，家族とともに脳神経外科を受診したが，検査を受けずに帰宅してしまい，精神科への受診をすすめられ，アルツハイマー型認知症の疑いで入院となった。

　　入院後は易怒性，興奮，焦燥感が強く，脈絡がない一方的な多くの訴えがみられ会話は成り立たず，主治医の質問に答えることが困難で，看護師の対応に応じられない状況となった。物を投げつけたり，激しい拒絶のために保護室で隔離を開始した。ところが，入院後1週間を経過すると，「○○看護師さんにさっきお尋ねしたことはどうなっていますか？」「ここは○○病院ですよね。いつまで入院が必要ですか？」など，近時記憶や見当識の改善が確認できた。

## 神経内科医にコンサルテーションを依頼した動機

症状の出現が急激であり，またその改善も順調であるこのケース。アルツハイマー型認知症ととらえてよいのか。

## 神経内科医からの情報提供

### 頭部CT画像から視床前核症候群が判明

　コンサルテーションの依頼を受けたときに，記銘力障害よりも乱暴な行動や言動などの脱抑制の症状が認められていたこと，症状の出現が急激であり，またその改善も順調であったことから，アルツハイマー病などの変性疾患による認知症を考えることはできなかった。

　認知症の定義では，"一度は正常に獲得した認知機能が，後天的な脳の障害により低下し，それまで行ってきた日常生活，社会生活に支障をきたすようになった状態である"とされているので，認知症には違いない。その後の頭部CT画像の所見で，左視床前核付近の病変が確認され，視床前核症候群と判断した。

　視床前核は，帯状回や乳頭体などのPapez（パペッツ）回路（→p.95）を構成する脳構造との連絡が密であり，視床前核の損傷により，アルツハイマー病のような症状と前頭側頭葉型認知症のような脱抑制や感情の易変性といった症状が出現することがよくある。梗塞や出血では，浮腫が改善する亜急性期を過ぎると症状の改善が認められることが多い。

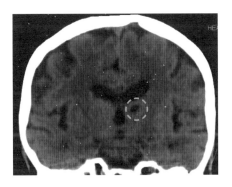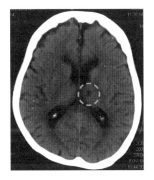

左視床前核付近に病変が確認された（丸の点線囲み）。

## アルツハイマー型認知症のケアからの修正

　神経内科医からの情報提供で，頭部CT画像では脳委縮がみられるが年齢相応で，海馬の萎縮も目立たないことがわかった。そして左視床前核の梗塞が確認され，入院1週間前にみられた被害妄想や精神運動興奮，認知症症状は変性疾患のアルツハイマー型認知症ではなく，視床前核症候群であることの指導を受けた。したがって梗塞に伴う脳浮腫の軽減に伴って，認知症症状は可逆性であると説明を得た。しかし，「認知症で間違いない」という神経内科医からの指摘に，「視床前核症候群と診断されたのに，どうして認知症？」とスタッフ間で疑問が生じた。この点については，認知症の原因疾患は，不可逆的な変性性認知症だけでなく，この事例のように，全身の代謝異常や内分泌異常，慢性硬膜下血腫などの「治る認知症」も含むことを共有し，脳血管障害が原因となった血管性認知症であることを確認した[1]。

　スタッフはアルツハイマー型認知症の看護ケアを提供していたが，脳梗塞も軽度であり脳浮腫の軽減により認知機能障害が改善していく可能性と，脳萎縮は年齢相応であり海馬の委縮も目立たないことを踏まえ，症状の変化に沿って認知機能レベルをアセスメントし，アルツハイマー型認知症の看護ケアを修正することにした。

## 視床前核症候群とアルツハイマー型認知症の相違点

　視床は嗅覚を除く他のすべての感覚情報を大脳新皮質へ中継するという重要な役割を担っている。視床が障害されると感覚障害や運動障害など多彩な症状が出現し，複雑な病態を呈する[2]。特に視核前核損傷は健忘の発現に決定的な役割を果たし，視床前核病変例では記憶障害，失語，認知症症状を呈し，左視床前内側部の梗塞では自発性・意欲の低下，読み書き障害が報告されている[3]。

　視床前核病変の症状である記憶障害，失語，認知症症状は，アルツハイマー型認知症の中核症状の記憶障害，見当識障害，実行機能障害，失行，失語，失認と類似しており，それゆえ，当初はこのケースをアルツハイマー型認知症と推論していた。また，仮に視床内側部にまで梗塞が拡大していた場合は，視床内側部病変の症状である自発性・意欲の低下，読み書き障害などを呈し，認知症初期にみられる周辺症状の抑うつ状態や失認[1]などと類似してくる。

　このように視床前核や内側部の血管障害は，アルツハイマー型認知症と混同する可能性がある。この事例では，高次脳機能障害を呈する視床前核損傷ではな

く，比較的軽度な脳梗塞であったことから，脳浮腫が改善する亜急性期を過ぎた時期に，近似記憶や見当識の改善が確認できたことから，アルツハイマー型認知症ではないことを共有できた。

また，視床前核はPapez（パペッツ）回路（→p.95）の一部を担っており，視床前核の病変がみられると，脱抑制などを呈するアルツハイマー型認知症や前頭側頭型認知症と混同する可能性を学んだ。今後事例のように易怒性，興奮，強い焦燥感や拒絶などの脱抑制を呈する場合は，頭部CT画像により鑑別する必要性を共有した。

## ◆看護計画の修正◆

激しい興奮，易怒性に対しては，アルツハイマー型認知症の周辺症状の対応と区別した。アルツハイマー型認知症の周辺症状は，中核症状に基づく生活のしづらさに対して，不適切な対応や環境によって生じる。そのため記憶・見当識・実行機能障害などに配慮したり，説明内容が保持できないので説得や修正をせずに，混乱させない対応を行うのが原則である。

この事例では脳梗塞によりPapez回路に影響を及ぼしたことによる脱抑制を呈していたが，脳浮腫が軽減すれば安定することを共有し，興奮や易怒性の要因や背景をアセスメントして環境調整を行った。本人の訴えや思いに寄り添い，修正や説得を避けて，表現できない言いたいことや望むことを推察し，代弁した。

また，海馬の萎縮がみられず，アルツハイマー型認知症の実行機能障害や失行にもとづく日常生活技能の低下はないため，患者さんが可能な日常生活行動は見守り，不足しているセルフケアのみ介助した。さらに患者さんのペースに合わせたアクティビティ・ケアを行い，活動の活性化をはかって生活リズムを調整し，記憶を構築するために回想療法を看護計画に加えた。早期に退院先を検討し，必要な社会資源の調整などに取り組んだ。

## ◆事例を経験したことによる学び◆

視床前核症候群については，精神科看護に携わってきた看護師の大半がこの事例を通じてはじめて知る機会となった。しかし，病態や症状の学習を通して，精神科医療や看護において必要な知識であることを認識した。視床前核における梗

塞に伴う巣症状（局所症状）を知ることにより，呈した症状の病態を理解し，可逆的・不可逆的な症状であるのかを把握して，看護計画を修正することができた。これはチームが診断名にもとづいて精神症状や認知機能をアセスメントしケアを進めてきたものの，どうしても不可逆的なアルツハイマー型認知症の症状とはとらえられないことをどう解釈してよいのかと疑問を抱き，コンサルテーションにつなげたことが始まりであった。

　今回の体験を今後に役立てるためには，診断名に照合できない症状に遭遇したとき，認識した違和感や「なぜなのか」という疑問を見逃さずチームで確認することが必要である。コンサルテーションに関しては，当院では2022年度から病院の許可を得て，週1回神経内科医に依頼しているが，看護師が疑問視したことを明確に伝える手技も必要である。たとえば「記憶能力や見当識が早期に改善しているので，アルツハイマー型認知症ととらえてよいのか」「早期に会話が可能となり，人格も病前に戻ったように思われるが，看護師のアセスメントが間違っているのだろうか」など，言語化のスキルを磨くことである。

引用・参考文献
1）一般社団法人日本精神科看護協会監修：精神科看護を活用した認知症ケアマニュアル―認知症加算の算定に必要な手順書．一般社団法人日本精神科看護協会，p.3, 2018.
2）前島伸一郎，岡本さやか，岡崎英人，園田茂，大沢愛子：視床病変による読み書き障害．神経心理学，32, p.322-332,2016.
3）新野直明，吉田亮一，杉野正一，大友英一：優位側前内側視床梗塞により痴呆を示した1例，脳卒中．10（1），p.32-35, 1998.
4）浜田広幸，辰巳寛，木村航．視床病変による健忘・作話症状の経時的変化と機能解剖学的解析に関する研究．心身科学，6, p.45-53, 2014.
5）松田信二，河村満，平山恵造：視床血管障害の神経症候とPET所見．脳卒中，17（1），p.18-26, 1995.

# 「目にイカが入った」この幻視はどこから？

―レビー小体型認知症と妄想性障害をわけるもの

## ◆この事例の主なポイントや行ったことは……◆

☑ レビー小体型認知症と妄想性障害との鑑別

☑ 「妄想の質」という観点からの臨床判断

☑ 「認知機能の変動」のアセスメントにそったケアの提供

### 事例の紹介

　70代後半の女性。成長発達に異常はなく，中学校卒業後に工場での仕事に就き，20代前半で結婚して出産。X-27年（50代前半）のときに職場でトラブルが発生し，抑うつとなって近医で治療を受けていた。X-7年のとき，「しゃべりにくい，足が動きにくい」などの症状が出現し，「とろろ昆布が指についている」「壁に色がついている」などの幻視を訴え，日内変動もみられたためレビー小体型認知症と診断された。

　大学病院で通院加療していたが，被害妄想や易怒性が顕著となり，X-3年時に入院となった。退院後は施設を利用しながら治療を継続していたが，主介護者である夫が骨折して入院となったことから，拒食や拒薬が増強し，X年に当院に入院となった。

　薬物治療や環境の調整を行ってきたが，入院1か月後に「指にイカがついている」「目にイカが入った」の訴えが顕著となり，眼の周囲や腕を赤く腫れあがるまで擦りつづけた。食事をしているときにも，「スルメイカが入っている」と細かな食材を1つずつ取り出すだけで食事ができなかった。不安も増強し，徘徊や，手を洗い続けるなどの強迫行動が制限できず，「帰るのでもういい！」とケア介入を拒否した。

　四肢の拘縮がみられ歩行が困難であるが，作業療法では歌やダンス，塗り絵，棒体操を行っている。長谷川式簡易知能評価（HDS-R）は18点／30点であった。

---

**神経内科医にコンサルテーションを依頼した動機**

それまで経験したレビー小体型認知症の妄想と比べると患者はこだわりが強く，看護師は妄想性障害だと推論した。この判断の妥当性について知りたい。

---

 **神経内科医からの情報提供**

### あらためてレビー小体型認知症と診断

　頭部CT画像では，海馬の萎縮は目立たたず，側頭葉と前頭葉の前部に軽度の萎縮があり，前頭葉の白質優位に虚血病変を認めた。診察時に廃用性と考えられる関節可動域の制限がみられたが，筋強剛はなく，パーキンソン症候群は認めなかった。薬剤性のジストニアと四肢を使用しないことでの廃用性障害による関節可動域制限と考え，主治医と話し合って薬物の減量を行った。抗パーキンソン薬，カリウム保持性利尿薬，不眠症治療薬は漸減し，中止となった。幻覚に対しては，主治医から非定型抗精神病薬のクエチアピンフマル酸塩が12.5mg処方された。認知機能の変動，「具体的な幻視」，薬剤使用に対する過敏性から，あらためてレビー小体型認知症と判断した。

### レビー小体型認知症（DLB）について

　1976年に小阪が「レビー小体病」という疾患概念を提唱し，そのなかでも認知症を呈するDLB（Dementia with Lewy bodies）は，徐々に国際的にも注目されるようになった。しかし，その症状が特異的であり，かつ，多様性に富んでいることから，診断基準の特異性や感度も決して高くはなく，初期には認知機能障害が目立たないこともあり，見逃されている症例も少なくない。この理由の1つとして，DLBの診断基準で中核症状とされている，認知症状の変動，幻視，パーキンソニズムを必ずしも発症しないDLB症例が存在することがあげられる。

　小坂は，「レビー小体病」として，脳幹型（主として，脳幹以下にレビー小体が存在する。パーキンソン病がそれに当たる），混合型（脳幹と大脳にレビー小体が存在する），大脳型（主として，大脳にレビー小体が存在する）の3型を定義しており[1]，診断基準を満たすDLBは，このうち混合型に当たる病態が主となる。

　脳幹型で認知症を併発する症例は，認知症を伴うパーキンソン病（Parkinson disease with dementia：PDD）とされ，DLBとの異同が問題となっている。しかし，大脳型「レビー小体病」は，認知障害は呈するものの幻視やパーキンソン症状を呈さないこともあり，妄

## 神経内科医からの情報提供

想が主であったり，脱抑制が強かったりした場合には，精神科疾患との鑑別が困難である。また，アルツハイマー型認知症，前頭側頭型認知症など他の認知性疾患との合併例も報告されており，診断には注意が必要である。

　典型的なDLBはむしろ少なく，鑑別診断では，臨床症状や神経心理学的所見，レム睡眠行動障害（RBD：悪夢をみて夜中に大きな声を発する，暴れるなどの異常行動）や幻覚，妄想などを記録し，可能な限りMRI，脳血流SPECT，DAT scanなどの画像を撮像して，経過を見る必要がある。DLBでは，すべての症例ではないが，パーキンソン病患者と同様に，DAT scanでの被殻の取り込み低下やI-MIBG Imageでの心筋の取り込み低下が認められることがある。

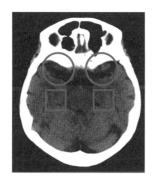
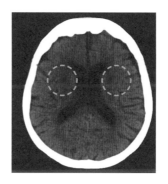

側頭葉前部に軽度の萎縮がみられる（丸の囲み）。海馬（四角の囲み）の萎縮は目立っていない。丸の点線で示した前頭葉の白質優位に虚血病変がみられる。

## ◆ 神経内科医からの情報提供の後の検討 ◆

### レビー小体型認知症の診断基準を照合する

　神経内科医からの情報提供により，側頭葉と前頭葉の前部の軽度の萎縮や，前頭葉白質の虚血病変が指摘されたが，これは年齢相応と捉えた。また，海馬の萎縮が目立たないことから，訴えの内容やスタッフとの会話において記憶の能力が保持されていることを確認し，記憶障害から発症するアルツハイマー型認知症と比べ，レビー小体型認知症は必ずしも記憶力の低下が認められないことを理解した。

この患者さんの50代前半ごろの抑うつは，レビー小体型認知症の初期に高頻度でみられるうつ状態であったのかを話し合った。レビー小体型認知症のうつ状態は，老年期うつ病と混同されて抗うつ病薬が投与されるが，効果は乏しくパーキンソン症候群の誘発の一因になる。しかし，レビー小体型認知症は中核症状の進行が早く，運動機能も急速に低下し全過程は5〜10年の経過とされていることを踏まえると，この患者さんはうつ状態の発症から約27年が経過しており，当時のうつ状態は職場のトラブルが要因ととらえた。

　記憶能力の保持されている場面と，不安が増強し「帰るのでもういい！」とケアを拒否する場面は，レビー小体型認知症の診断基準となる中核的特徴の認知機能の変動ととらえることができた。認知機能の変動に関連し，幻視や妄想，人物誤認，失見当識があり，そのことによる激しい恐怖によって拒絶的になっていることをチームで共有せずケアを提供していたため，患者さんを混乱させていたことを振り返った。

　「指にイカがついている」「目にイカが入った」「スルメイカが食事に入っている」という幻視は詳細で具体性が強く，また払いのけようとする行動から，現実味を帯びており，レビー小体型認知症の中核的特徴の「くり返し出現する構築された具体的な幻視」を呈していることを確認した。しかし，中核的特徴のレム睡眠期行動障害やパーキンソニズムは確認できなかった。

　向精神薬によるジストニアと関節可動域制限を生じた経緯から，レビー小体型認知症の支持的特徴（→p.15）である薬剤に対する過敏性を確認した（レビー小体型認知症の臨床診断基準〈2017〉では支持的特徴として「抗精神病薬」に対する重篤な過敏性があげられているが，抗精神病薬に限らずほかの向精神薬でも過敏性がみられる）。また，言語的理解は保持されているが，言語的な表現に障害されていることを共有した。

## 妄想性障害の症状と照合する

　妄想性障害における妄想は，「程度の差があっても系統化されており非現実的」[2]で，言語面での混乱はなく記憶や見当識はほぼ保たれ，感情や意欲においても障害はないとされている。前述のようにイカに関する幻視や幻触覚などから腕や目の周囲を擦り続けたり，イカを排除しようと細かな食材を1つずつ取り出し食事ができない状況から，「具体的な幻視」と考えられ，妄想性障害は否定できるのではないかと話し合った。

## 認知機能の変動による恐怖や不安への対応

①認知機能の変動をアセスメントして，情報をチームで共有し不安を増強させない。

②変動時は周囲の危険物を排除し，ほかの患者さんを遠ざけ静かな環境を整備する。

③認知機能の変動時は，入浴や食事などの時間をずらし，1対1で対応する。

## 詳細で具体的な幻視の対応

①急に近づき正面に立ったり，臥床中のベッドを覗き込んで不安や恐怖を発症させない配慮をする。

②妄想の対応は，「イカが目に入るはずがないでしょう」「食事にはイカは入っていないですよ」と否定せず，イカの臭いを実感しているととらえて，「おつらいですね」と一端受けとめて，幻視の内容についてしないことをチームで共有する。

③拒絶の強いときは時間を変えて対応する。

## 抗精神病薬などの過敏性があることをチームで確認

①過眠，パーキンソン症候群，起立性低血圧などをアセスメントする。

## 言語的表現の障害を配慮

①言語の理解や記憶機能，情緒面や感情面も保持されているので人格を無視した対応を避ける。

②相手の言いたいことを明確化し代弁する。

③会話速度を遅くし抽象的表現は避け，簡単な語句を用いた短い文章で対応する。

## 概日リズムを修復

①拒絶性の衝動的暴力行為はあるが，基本的には情緒面は保持されているので，音楽，図工，創作，園芸などのアクティビティ・ケアを行い，生活リズムを確立する。

　妄想は継続したが，目の周囲や皮膚を激しく擦る場面は軽減し，食事中も「イカが入っている」と食材を取り出そうとするときは，「イカが気になりますね。こっちの器から食べましょうか」と否定せずタイミングをずらしてかかわると，食せる場面が増えていった。認知機能の変動を見極めて棒体操や塗り絵などの作業療法の参加を促し，その結果穏やかな時間がみられるようになり自宅に退院していった。

　イカに執着する幻視や幻触覚への対応に苦慮し，診断されていたレビー小体型認知症に疑問を抱き妄想性障害を疑った。しかし，神経内科医から指導を受けてレビー小体型認知症の診断基準を再確認することができ，妄想性障害を否定し，看護計画の見直しができた。診断された病名にもとづく症状へのケア介入に行き詰ったときは，チームで病態を見直すための学習会が必要であることを学んだ。

引用・参考文献
1）日野原重明，井村裕夫監：看護のための最新医学講座 認知症．中山書店，p.185, 2005.
2）三好功峰：精神医学の知と技 大脳疾患の精神医学．中山書店，p.77-80, 2009.
3）尾崎紀夫，三村將，水野雅文，村井俊哉：標準精神医学第7版．医学書院，p.423, 2020.
4）一般社団法人日本精神科看護協会監修：精神科ナースのための認知症看護．中央法規出版，p.55-57, 2015.

## ケース❸

# この患者さんはどうして鏡に映る自分に 話しかけているんだろう？
## ―アルツハイマー型認知症の鏡徴候とは

### ◆この事例の主なポイントや行ったことは……◆

☑ アルツハイマー型認知症とレビー小体型認知症との鑑別

☑ 「鏡に話しかける」という不思議な行為の背景の理解

☑ 妄想に左右された言動による突発的な粗暴行為の対応

**事例の紹介**

　診断名はアルツハイマー型認知症，60代後半の女性。高校卒業後は飲食店で
アルバイトをしながら結婚して子どもをもうけたが，その後離婚をした。60代
前半まで飲食店で働きながら子どもを育てた。50代中ごろより物忘れがあるこ
とに家族は気づいていたが，受診の機会はなく経過した。

　子どもが結婚し自宅を出てからは1人暮らしとなったが，家事はおおむね行う
ことができていた。記銘力が低下し迷子になることが増え，60代後半のときに
クリニックで改訂長谷川式簡易知能評価（HDS-R），MRI，脳血流シンチを施行
し，脳萎縮と海馬萎縮を指摘されアルツハイマー型認知症と診断された（HDS-R
は4点／30点）。それ以降，デイケア利用していたが，被害的・妄想的であり継
続できなかった。外来通院は継続できていたが，鏡に映る自分の姿をみて「他人
がいる」と恐怖心を抱き，家を飛び出して帰宅できなくなることが頻回にみられ
た。また，混乱をきたして仕事中の息子に電話をかけて助けを求めることも多く
なり，徐々に1人暮らしが困難となり当院へ入院となった。

　入院後，徘徊をくり返し頻繁な帰宅要求があり，「○○がここに来た」「○○と
話をしているのに邪魔をして！」などと事実にないことを突然訴え，粗暴行為も
みられた。鏡に向かう姿がたびたびみられ，「誰が映っていますか？」と尋ねる
と，「誰かわからない」などと返答し，「○○さんが映っていますよ」と伝えると，
「そうじゃない！」と怒り出す場面があった。しかし，鏡に向かって談笑したり
ダンスをするなどの楽しそうな様子もみられた。看護師が鏡を見ている本人に
「私が映っていますね」と話しかけると，鏡に映る看護師に笑顔で手を振り会話
をするが，目線を隣にいる看護師に向けることはなかった。

## 神経内科医にコンサルテーションを依頼した動機

頻回に鏡に映る自分に話しかける患者さん。目線を隣にいる看護師に向けることはない。患者さんのこの状態の背景を知りたい。

 神経内科医からの情報提供

### レビー小体型認知症との鑑別

　頭部CT画像では，左優位に海馬と角回の萎縮が認められており，症状からも，診断はアルツハイマー型認知症として矛盾はない。

　鏡に映る人物を他人と認識して話しかける，一緒に踊るなどの症状は，アルツハイマー型認知症の鏡徴候である。鏡徴候は，鏡に映る自分の姿は認識できないが，一緒に映る相手は認識できる場面が多く，鏡のなかに映る自分と側にいる看護師の両方を認識しないことはあまりみられない。つまり，看護師を別人の人物として認識し，鏡をとおして4人が存在することになり，この患者さんのケースはまれな鏡徴候である。なお，診察時は鏡に映る姿を「自分である」と認識できていた。また，診察時に上肢の筋緊張に左右差がみられ，妄想に左右された言動による突発的な粗暴性などから，レビー小体型認知症との鑑別が必要であった。レビー小体型認知症を鑑別するためには，認知機能の変動，幻視，レム睡眠行動障害，パーキンソニズム，自律神経症状，抗精神病薬に対する過敏性などの観察を行うことが必要である。

### 誤認症状を理解する（表1）

　鏡徴候は，鏡に映った自分の姿が認識できずに他人だと思い込む現象である。三好はアルツハイマーが進行した状態について次のように述べている。「痴呆か高度になり，自己に関するもっとも古い記憶も失われる。自発性の低下，歩行障害，失禁もみられ，日常生活における全面的な介護か必要となる。目の前にいる人が誰であるかがわからなかったり（人間に対する見当識の障害），鏡に映っている自分の姿も認識できない（鏡徴候）こともある」[1]。

　しかし，この患者さんの"鏡徴候"は，鏡に映る自分だけではなく，他人も認識できていないことが特徴である。こうした症状は，友人や配偶者，両親その他近親者などが，瓜2つの外見の別人に入れ替わってしまったと誤認する妄想であるカプグラ症候群と似ている。カプグラ症候群は鏡のなかの自分に限らず，対象は人物以外にも場所，物体，時間などさまざまなものが対象となり，症状は一過性であるだけではなく，くり返し出現することもある。

## 神経内科医からの情報提供

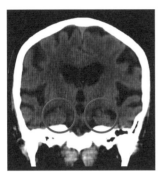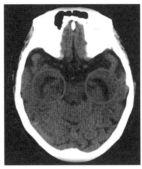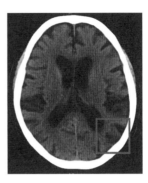

海馬の萎縮は左優位に軽度で認められる（丸の囲み）。

左角回の萎縮が認められる（四角の囲み）。

表1　認知症でみられる誤認症状の分類

| a）人物誤認症状 |
|---|
| 多重化を伴い症状（妄想性誤認症候群）<br>　・カプグラ症状：見かけは家族だが中身は別人だと言う<br>　・フレゴリ症状：見かけは他人だが中身は家族だと言う<br>　・重複記憶錯誤（人物）：「妻が3人いる」など<br>多重化を伴わない症状<br>　・単純人物誤認：息子を自分の夫と間違える，など<br>　・幻の同居人：他人が家に住んでいると言う（2階や押し入れなど） |
| b）いない身内が家にいる，亡くなった身内が生きている |
| c）重複記憶誤認（場所）：「同じ家と部屋がもう1つある」 |
| d）TV徴候：TVに映っている人や場所を現実と混同する |
| e）鏡徴候：鏡に映る自分が認識できず別人と思って話す |
| f）その他の誤認関連症状 |

神経内科医からの情報提供を踏まえ，まずは入院後の状態を振り返り，突発的な粗暴行為に発展する妄想がレビー小体型認知症の症状か否かの鑑別を行った。

診断基準となる認知機能の変動，レム睡眠行動障害，パーキンソニズム（寡動，筋強剛，振戦などの不随意運動），自律神経症状などを観察した。その結果，患者にレム睡眠行動障害やパーキンソン症候群はみられなかった。診察時，上肢を動かしたときにわずかな抵抗が認められたが，パーキンソン症候群とは異なると判断した。しかし，鏡に映る自分を認識できるときとできないときがあることや，突発的な粗暴性がみられることがレビー小体型認知症の認知機能の変動であるかの判断は，その時点ではできなかった。

突発的な粗暴性について薬剤が追加となり，その結果，粗暴性や鏡の前で過ごす頻度は減っていったが，血圧の変動や悪心，表情の平板化が出現するようになった。これらはレビー小体型認知症で認められる薬剤性の過敏性か[2]，薬物の副作用かの判断に迷っていた。再度，神経内科医にコンサルテーションを依頼したところ，「レビー小体型認知症の認知機能の変動は，しっかり記憶しているときと記憶していない場面がみられ，認知機能の変動に関連して幻視や妄想，人物誤認，失見当識や恐怖が発症し，食事やケアなどに激しく抵抗したり拒絶する。この事例では，記憶の変動はなく，突発的な粗暴行動時の『どうされましたか？』などの声かけに，わずかな時間ではあるが落ちつく場面があり，認知機能の変動に関連する人物誤認，失見当識や恐怖と異なると推察できる」とアドバイスを受けた。

そこで，妄想に左右された言動は，アルツハイマー型認知症の周辺症状ととらえてもよいのではないかと話し合った。アルツハイマー型認知症の周辺症状として多彩な幻覚や妄想が30〜50％にみられ，「妄想性同定錯誤症候群」は認知症の中期にみられ，認知症の重症化に伴って消失していく[3]。短時間で自然消失していくが，重度の不安を招くことがあり，拒絶的で暴力的な激しい行動異常を発症する場合もある[3]ということから，この患者さんの行動はアルツハイマー型認知症の周辺症状ととらえることとした。その過程で，鏡のなかに映る自分と側にいる看護師も認識できず，現実の2名と鏡に映っている2名の合計4名が，それぞれ別人であると認識するまれな鏡徴候だと確認した。

## 基本方針

　鏡を見ているときに，「誰が映っていますか」「横にいるのは私ですよね？」など，人物の確認を強要しない。

## 妄想に左右された言動による突発的な粗暴行為の対応

①妄想は記憶障害と認知機能障害が発症原因となり，短時間後に自然消失するので，原則的には抗精神病薬の治療は行わないとされているので，探索行動やアクティビティ・ケアに誘導し，現実を提示して気分転換をはかる。

②粗暴行為に対して，否定や理論的な説得を行うと，さらに激しい行動異常を招くので，執拗な働きかけはやめてタイミングをずらして対応する。

③やさしくゆっくりと，笑顔でかかわり，ケア介入時には必ず声かけをする。

④鏡に映る自分を認識できていないときは，本人であることを一度は伝える。

⑤集中力に欠けるので単純でわかりやすいアクティビティ項目を選択し，患者さんがファンであったグループのコンサートをDVDで鑑賞する。

⑥身体症状をアセスメントし，妄想や粗暴行為の要因になっていないかを観察する。

⑦睡眠―覚醒リズムを整えるため，朝はカーテンをあけて光照射の工夫をし，昼間の過眠を避け，夜に睡眠ができやすい環境の調整をはかる。

## ◆ 事例を経験したことによる学び ◆

　鏡徴候は，病状の進行に従い，家族や知人など親しんだ顔の認知が困難となり，鏡に映る自分の認知までもが不可能となる。ちなみに鏡に映る自分を認知できるのは，ヒトやチンパンジー（大型類人猿）とされ，他の動物は他の個体だと認識し鏡のなかの自分を攻撃する。鏡に映る自分の認知は1歳後半ごろからとされており，鏡に映る人物の判断ができるか否かによって，脳機能の衰退の程度をアセスメントする一手法になることを学んだ。今後，認知症進行により現状の鏡徴候は変化していくと予測される。

　認知症患者が鏡をじっと見つめるといった場面はそう多くない。そのため，日常的に鏡をみている患者さんに遭遇し，看護師は「誰が映っていますか？」と声をかけてみた。その声かけに対する患者さんの反応は「誰かわからない」という

ものであった。また鏡に映る看護師についても，隣にいる人物だとは認識できていないようであった。この反応に対する看護師の違和感が神経内科医へのコンサルテーション依頼につながり，結果として鏡徴候（このケースではまれな鏡徴候）という新たな知見を得ることとなった。このようにして得られた知見は，患者さんへのケアへと反映される。

　困難と感じる事例，行き詰まりを感じさせる事例を前進させていくために，臨床において覚える違和感をスルーせず，そこを出発点にして検討を深めていくことの重要性を，このケースを通じてあらためて理解することができた。

引用・参考文献
1）三好功峰：前頭葉型痴呆とアルツハイマー型痴呆. Jpn J Geriat, 33, p.154-157, 1996.
2）加藤元一郎：精神医学的症状を神経心理学から捉える. 臨床神経, 52, p.1379-1381, 2012.
3）長濱康弘：アルツハイマー病とレビー小体型認知症の誤認と妄想. 神経心理学, 36, p.77-84, 2020.
4）一般社団法人日本精神科看護協会監修：精神科ナースのための認知症看護. 中央法規出版, p.55-57, 2015.
5）一般財団法人仁明会精神衛生研究所監修：老年精神医学 高齢患者の特徴を踏まえてケースの臨む. 精神看護出版, p.74-79, 2013.

## ケアの拒否・粗暴行為・被毒妄想で服薬や食事ができない
### ―右半球症候群の病態を踏まえたケアの展開

---

**◆この事例の主なポイントや行ったことは……◆**

☑ 強い感情や情動障害などを呈する右半球症候群への理解

☑ 右半球症候群の病態を踏まえたケアの模索

☑ 「激しい症状により状況の理解や判断は困難」という発想からの転換

---

**事例の紹介**

70代後半の女性，診断名は器質性障害。

心弁膜置換術後にくも膜下出血をきたしたが，退院して特別養護老人ホームに入所した。ケアの拒否や粗暴行為，被毒妄想から服薬や食事ができなくなり，当院への入退院をくり返していた。看護師は経口摂取を援助できないかとプリンやアイスクリームなどを提供したり，売店へ一緒に行って本人が希望するカップ麺などを購入したりして提供するが，投げ捨てて食さない日々が続いていた。

拒薬も強くて，顔つきは険しく，独語はあるがコミュニケーションはとれず，「嫌です」などの単語を常同的に発する状態であった。このように拒食・拒薬が顕著であるが，機能的な嚥下障害はみられず，おかきや果物を食する場面があった。しかし，好みの食べ物はすぐに変わり，好きなものが固定することはなかった。やむを得ず経管栄養を施行したが，注入中は安全確保のために両上肢を固定することが必要で，スタッフ2人以上が対応していた。注入後はチューブをすぐに自己抜去し，食事ごとにチューブ挿入が必要であるが，挿入を激しく拒否した。

ケアの拒否，粗暴行為，被毒妄想から服薬・食事ができないなどに対して，ケア介入のすべがなく，食事のたびに患者さんが嫌がるチューブを挿入しなければならないことや，注入中の固定に対してジレンマを抱いていた。また嚥下機能が保たれているのになぜ食さないのかを理解できず，病態を踏まえた症状の確認や対応方法を検討することができなかった。

## 神経内科医にコンサルテーションを依頼した動機

さまざまな食材を提供して経口摂取を試みるが，暴言を吐きスタッフに投げつけ，ケア提供の手法が見出せない。

## 神経内科医からの情報提供

### 右半球症候群としての脱抑制

　頭部CT画像から右前頭葉を中心に出血性梗塞が発症したことによって，右半球症候群としての脱抑制により，強い感情・情動障害が出現し，チューブの自己抜去や食べ物を投げ捨てるなどの症状が出現した可能性がある。嗜好の偏りや嗜好も次々と変化することも前頭葉の症状として考えることができる。右半球症候群では，脱抑制と同時にうつも出現することがあり，やる気のなさの原因ともなる。好みのものは変化するが，そのときに好みである食材を提供することができたときには，経口摂取が可能となるので，家族の協力を得てさまざまな食材の提供を考慮することが必要である。胃瘻造設は脱抑制により抜去の危険性が高いので，実施には慎重であるべきだろう。

### 左右の前頭葉損傷による認知症状の違い

　左右の前頭葉の損傷では，それぞれ異なった認知症状が出現することが知られており，たとえば，前頭葉，なかでも背外側前頭前野損傷とうつとの関連性が強いこと，特に左半球病変患者においてうつが高頻度に認められることの2点は多くの研究で一致している。

　前頭葉と機能的・解剖的連絡の強い尾状核（特に左側）でうつの発症率が高いことも知られている。一方で，前頭葉眼窩部損傷によって衝動性の充進，ふざけ症，多幸，多弁，社会的判断の低下などが出現することが知られている。これら一連の行動・性格変化を総称して脱抑制という。

　脱抑制は欲求や衝動を制御し，対人接触・社会活動に適合させる能力の障害であり，局所脳損傷例においては右前頭葉眼窩部損傷と強い関連があると報告されている。脱抑制を中核症状とする変性性認知症である前頭側頭型認知症（frontotemporal dementia，行動障害型前頭側頭葉変性症：behavioral variant of fronttemporal dementiaとも呼ばれる，p.15）の神経画像研究においても，右下内側前頭前野後部と脱抑制の関連が示されている。また，前頭葉眼窩部内側損傷患者は，自己の周囲の状況に無頓着で些細な自己の欲求に従ってしまう結果，その場にそぐわない振る舞いをしてしまうことも知られている。

## 神経内科医からの情報提供

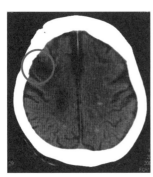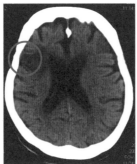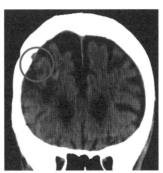

頭部CT画像からは右前頭葉を中心に出血性梗塞が確認できる。

## ◆神経内科医からの情報提供の後の検討◆

　神経内科医からの情報提供より，右半球症候群によって強い感情・情動障害などを呈する脱抑制により[1]，チューブを自己抜去したり，気に入らないと食材を床や看護師に投げつけたり，嗜好の偏りが著しく嗜好が次々と変化し食するものが見つけにくくなったりしていることがわかった。また，無関心反応による抑うつを呈し[1]，食指に関与して空腹の認知が困難であることを共有した。

　これらを踏まえ，本人の苦痛を考えて経口摂取に切り替え，不食時のみ経管栄養とした。主治医は胃瘻造設を家族に提案しようと考えていたが，家族の理解が得にくく躊躇していたので，家族には食しない背景，胃瘻造設術のメリットとデメリット，胃瘻造設を行わないときの今後の対応について説明することとした。その結果，胃瘻造設は行わず経口摂取を優先し，食せるものを探して提供し，必要時のみ経管栄養で補い，患者さんが嫌がることは極力避けることとした。また，あらためて前施設への退院をめざすことを共有した。

　一般的に内因性精神障害の精神症状に対しては，生物的要因だけに焦点化せず，心理的要因や社会的要因の関与をアセスメントしてケア介入を行う。この患者さんに対しても独善的で他者への配慮ができない心理・社会的要因を探っていた。しかし，ケアの拒否・粗暴行為から看護師（チーム）は陰性感情を抱いていたため，適切な判断を下すことができなかった。そうしたなかで，あらためてこ

の患者さんが示していた激しい精神症状が，右前頭葉の出血性梗塞から来るものだととらえ直すことにより，脱抑制や無関心反応へのケア介入を以下のように検討することができた。

## ◆看護計画の修正◆

　食事を床やスタッフに投げつけることに対しては，1回は「やめましょうね」と声かけをするが，叱ることや説得は避けた。食べたいものを尋ねて摂取を促し，希望するものを提供する体制を整えた。無関心反応により食指に興味がないことを配慮し，無理強いは避けて，その時々に食べたいものを本人に聞き，家族の協力を得てみかんやブドウ，おかきや菓子パンなどを準備し，アイスクリームなどは病棟で準備し，「アイスが食べたい」との訴えにそのタイミングで提供した。本人の食べたい思いを逃さないよう常に声かけをした。気分変動は抑うつ状態の関与を配慮し，セルフケア介入時は「顔を拭きましょう，歯を磨きましょう」と意思決定を求めず，端的に説明を行った。

　また，半側空間無視（片側にある物事を見落とす）[3]を配慮して，本人の食べ物をかごに入れて右側の手の届くところに置き，右側から話しかけることを共有した。

## ◆事例を経験したことによる学び◆

　激しい精神症状を前にして，この患者さんはもはや状況の理解や判断は困難ととらえていたために，脱水や低栄養予防を重視し点滴や経管栄養を優先してきた。その対応により拒否や混乱を招いていたと思われる。しかし，強い感情や情動障害による脱抑制，無関心反応による抑うつの症状を，右半球症候群に由来するものと理解することで，私たちは激しい精神症状に対して別の視点から客観的にかかわるができるようになっていった。看護計画を修正することで，感情の波と偏食で食べムラが著しいが，表情がよく「ありがとう」の発語もみられるようになり，そのようなときにはスタッフはかかわりによろこびを感じることができ，「私のかかわりがまずいために拒否された」という認識が払拭され，ジレンマや患者さんへの陰性感情が消失した。

　拒食による脱水や低栄養に焦点化して，治療やケアにのみ重点をおいてしま

い，拒食の背景を鑑みる機会を逃してしまったこのケースを学びとして，今後は
このケースのように「嚥下機能があるのになぜ拒食するのか？」といったような
違和感を起点にし，より推論を広げて，ケアの検討・展開を進めていきたい。

引用・参考文献
1) 西尾慶之，森悦朗：左右前頭葉の機能的差異. BRAIN MEDICAL, 23（2），p.51-58, 2011.
2) Penelope S.Myers，宮森孝史監訳：右半球損傷 認知とコミュニケーションの障害. 協同医書出
　　版社，p.147-153, 2019.
3) 一般社団法人日本精神科看護協会監修：統合失調症の看護ケア，中央法規出版，p.3-11, 2017.
4) 馬場元毅：絵で見る脳と神経 しくみと障害のメカニズム第4版. 医学書院，p.92, 2017.

# 易怒的で焦燥感が強く，さらに食事中に ウトウト……患者さんに何が起きている？

## —虚血性変化とラクナ梗塞が著しい血管性認知症への看護の展開

☑ 虚血性変化とラクナ梗塞が著しい血管性認知症の把握

☑ 血圧と脳血流についての理解を踏まえた看護の提供

☑ 海馬の経度の萎縮を踏まえた視覚的刺激の活用

### 事例の紹介

70代前半の男性，血管性認知症と診断されている。結婚歴はない。

元来気が小さく口下手で社交的ではなかった。高校を卒業後に飲食店勤務や警備員など職を転々としながら両親と同居していた。40代後半から糖尿病や高血圧の治療を受けており，60代前半に脳梗塞を発症し，その後，物忘れがみられたが詳細は不明である。60代後半のときに両親が亡くなりしばらくは独居で生活していたが，内服管理ができなくなり高血糖性昏睡のために入院し，退院後に老人保健施設に入所した。

入所後しばらくは穏やかに過ごしていたが，易怒性が目立つようになり，1日に何度も食事を大声で要求し，他入所者からの苦情が多くなった。クリニックを受診し薬剤調整が行われたが，大声を発することの軽減ははかれず，夜間も覚醒し大声で職員を呼び続け，職員に対する暴言や突然泣き出すなど感情失禁も認め，施設での対応が困難となったため入院となった。

入院後，不安の増強により焦燥感や易怒性がみられたが，場所や場面あるいは話題を変えることで軽減がはかれていた。空腹を自覚すると大声を発するが，「お待たせしてすみません」などの声がけにより持続することはなかった。新型コロナウイルス感染症の拡大により病棟生活の制限があったが，感染が終息した後に以前より食事の要求する場面が増え，介入すると易怒的となり焦燥感が顕著となり，他患者さんへの影響もみられた。また，食事中にウトウトと眠ってしまい，頻回な声がけがないと食事が中断してしまう場面も増えてきた。

食事前には大声を発するが，食事を開始するとウトウトと眠ってしまう。この原因としてどんなことが考えられるのか。

## 神経内科医からの情報提供

　両側にラクナ梗塞，大脳白質の虚血がみられビンスワンガー型の脳血管障害を呈している。小脳の萎縮がみられるが，海馬の萎縮はごく軽度である。食事中の睡眠発作は，食事によって放出されるインスリンが通常よりも早期に放出されることで低血糖になっている可能性や，食事による血圧の低下（食後低血圧）の可能性が考えられる。このケースでは脳血流量を一定にする血圧の幅が狭いために，ビンスワンガー型の脳血管障害を呈していることが考えられるので，血圧は通常よりも高めに保つ必要がある。

　ビンスワンガー型の脳血管障害では一般的に，再認障害を伴わない記銘力障害（忘れっぽさ），意欲の低下，自発性低下など，前頭葉性の症状と仮性球麻痺，筋緊張の亢進，動作緩慢，ロボット歩行などが認められる。

### 血圧と脳血流について

　脳血管には，自動調節能があり，通常の脳血流は脳重量100gあたり1分間に50〜60mlに保たれる。血圧がある一定範囲にあるときには，血圧の上昇・下降によりこの値は変化しない。しかし，長期に高血圧状態が続いた場合や脳血管障害の患者では，この自動調節能が障害され，血圧が上昇すると脳血流は増加し，下降すると低下する。神経細胞の生存には，

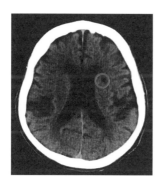
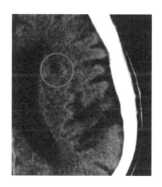

丸の囲みはラクナ梗塞（右は拡大図）。

## 神経内科医からの情報提供

100g当たり1分間に20mlの脳血流が必要である。個人差はあるが，30ml程度に低下をすると脳梗塞を発症しなくても神経症状を発症する。したがって，起立性低血圧や食後低血圧あるいは排尿（排便）後低血圧のある患者では，血圧をやや高めにしておく必要がある。

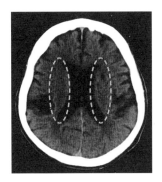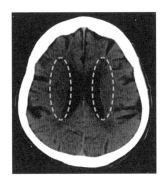

大脳白質の虚血がみられる（丸の点線）。

## ◆神経内科医からの情報提供の後の検討◆

　食事中の睡眠発作が，低血糖か食後の低血圧によるものかを鑑別するために，血糖測定と血圧測定を1週間行った。血圧測定は仰臥位と座位で施行し，血糖は食前と食後を測定した。血圧測定の結果，臥位時が100～120mmhg/60～70mmhg，座位時は90～1000mmhg/60～700mmhgであった。起立性低血圧を認め，食後低血圧の可能性が示唆された。主治医と連携して降圧剤が中止され，弾性ストッキングの着用や下肢の挙上を試みた。

　血糖は，食前70～90mg/dl，食後1時間90～150mg/dlで，低血糖はみられなかった。再度，神経内科医からのコンサルテーションを依頼し，あらためて血圧と脳血流について説明を受けた。その結果，大声で食事を要求し，介入すると易怒的になるのは，大脳白質の虚血性変化とラクナ梗塞が著しいことにより，感情調節が困難で易怒性や感情失禁がみられ，食前に空腹を感じると食事が待てず大声で要求していることが推察された。海馬の萎縮は目立たず記憶障害は軽度ととらえられるが，認知症が重度にみえるのは思考や判断力，実際の行動に移す実行機能の障害が強く，感情（調節）障害により易怒性や衝動性が強いためだと推察

した。

　また，病前性格の尖鋭化や人格変化，脳血管障害に伴ううつ状態の関与も推察した。そこで，アルツハイマー型認知症の周辺症状とは異なり，記憶の能力が保持されていることを踏まえ，信頼関係を損ねないように命令口調は絶対に避け，敬語を省略しないように対応することを共有した。

## ◆看護計画の修正◆

### 食事時間の環境を整える
①配膳車が運ばれたら，直ちに配膳する。
②座位保持が困難となっているためポジショニングを行う。
③弾性ストッキングの着用，食事中の下肢の挙上。
④脳血管障害に伴う嚥下機能低下を評価し，食事前の嚥下訓練と発声訓練により
　誤嚥を予防。

### 作業療法
　作業療法士と連携し，アクティビティ・ケアによるリハビリテーションを施行する。
①趣味であった絵画を活用し塗り絵などを施行。
②姿勢保持や四肢の筋力向上に向けた棒体操を導入。
③転倒予防のスコア評価を活用し，チームでリスクを共有。
④視覚的刺激を活用し，必要なことを紙に書き一緒に読み返す。

### うつ状態や感情障害には安心できる環境を整備[1,2]
①精神運動緩徐とうつ状態が強いので，本人に逆らわず安心できるように担当看
　護師を決めて，1対1で対応する。
②病前の職業や性格を把握した言葉かけを行う。
③セルフケアは全介助ではなく，できる部分は行ってもらい，急がせず自信をも
　たせる。

### 脳血管障害の再発を予防とリハビリテーションの継続により，症状の悪化を防ぎ一定の生活と知的レベルを保つ[1,2]
①血圧や血糖をコントロールする。

②脱水は脳梗塞の誘因になるので，十分な水分補給を行う。

## ◆事例を経験したことによる学び◆

　食事に際して低血糖や血圧の変動の可能性について指導を受け，血圧や血糖の測定を行ったところ大きな変動はみられなかったが，このケースでは脳血管障害により脳血流量を一定にする血圧の幅が狭く，食事により循環動態が変動することを学んだ。

　高齢者に降圧剤が投与される場合は，脳血流量の低下が起こらないように配慮し，起立性低血圧や食後低血圧あるいは排尿（排便）後低血圧のある患者には，血圧をやや高めにしておく必要があることを学んだ。

　食事前に大声を発するのは脳血管障害に伴う感情障害であることを再確認でき，対応方法をチームで共有できた。また，海馬の萎縮がごく軽度であることから，視覚的刺激の活用を導入した[3]。口頭での否定や修正は前頭葉機能低下が考えられるため，記憶にとどめたり段取りが立てられないため，怒りや恐怖を招いたが，視覚的刺激によって偏桃体や帯状回に働きかけることにより穏やかになり，他人との協調や行動調整が可能となったと推察する。知的作業や感覚刺激で得た情報が海馬において長期記憶として固定され，また，視覚的刺激による感覚刺激でいままでの経験と関連づけられ，パターン化した行動が可能となったと考える[3]。

引用・参考文献
1）西村伸子，藤枝史朗，岡村美智子：認知症高齢者の食事性低血圧と転倒の関連についての検討．姫路大学大学院看護学研究, 1, p.75-79, 2018.
2）一般社団法人日本精神科看護協会監修：精神科ナースのための認知症看護．中央法規出版, p.86, 2015.
3）一般社団法人日本精神科看護協会監修：精神科看護を活用した認知症ケアマニュアル─認知症ケア加算の算定に必要な手順書．一般社団法人日本精神科看護協会, p.14-17, 2018.

## ケース❻

# アルツハイマー型認知症の周辺症状だと考えて介入していたけれど……

―遅発性パラフレニーと推論し看護を再構築

### ◆この事例の主なポイントや行ったことは……◆

☑ 生活上の様子の観察からアルツハイマー型認知症への疑問をもつ

☑ 認知症の周辺症状としての妄想ではなく，遅発性パラフレニーを推論

☑ 遅発性パラフレニーという推論に基づいた看護計画の修正

### 事例の紹介

　80代前半の女性。夫と息子夫婦と同居。結婚後に他県から移住し，夫とともに苦労をして，子どもとの家庭を築いてきた。もともと，おしゃれで勝ち気で妥協できない性格であった。

　入院1年前から，物探しをくり返し，さらに，これまで使用していた洗濯機や掃除機の使い方がわからなくなった。夫と同居している息子の嫁との関係妄想（嫉妬妄想）が顕著となり，近医を受診してアルツハイマー型認知症と診断され，治療が開始された。

　被害・嫉妬妄想から，夫や息子の嫁に刃物を突きつけるなどの精神運動興奮も出現したため，当院へ入院となった。入院時の頭部CT画像からは，両側側脳室に虚血性白質病変，陳旧性多発性脳梗塞，左優位の海馬の萎縮が認められていた。心理検査では，MMSE15点／30点，HDS-R14点／30点，FAB（前頭葉機能評価）4点／18点であった。既往歴として入院の2年前に胃がんで手術を受け，体重が減少していた。入院中ビタミンB12の濃度は測定していない。

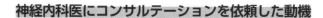

 **神経内科医にコンサルテーションを依頼した動機**

アルツハイマー型認知症と診断。記憶障害や実行機能障害が軽度で，病棟生活や対人関係においてアルツハイマー型認知症とは異なった印象がある。

## 神経内科医からの情報提供

　頭部CT画像では，左優位の海馬の萎縮を含めて脳萎縮は軽度であり，軽度の記銘力障害があるが，アルツハイマー型認知症の診断基準を満たしていない。大脳白質に虚血性の変化が認められビンスワンガー型の脳虚血を認めている。この事例においては，ビンスワンガー型の脳虚血が，注意力障害，うっかり忘れなどの前頭葉障害による認知障害の原因となっている可能性がある。

　血管性認知症とアルツハイマー型認知症との合併である混合性認知症の可能性はあるが，妄想の頻度や内容が混合性認知症では説明できないため，遅発性パラフレニーを合併している可能性がある。嫉妬妄想は，レビー小体型認知症でもっとも頻度が高く，アルツハイマー型認知症や血管性認知症での頻度は比較的低い[1]。しかし，事例はレビー小体型認知症で認められるレム期行動異常症（RBD），幻覚，薬に対する過敏性，大きな日内変動，パーキンソン症状は認められておらず，DLBの診断基準も満たしてはいない。

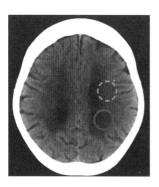 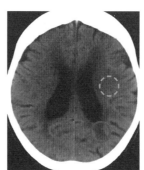 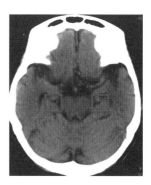

　丸の囲み部分の白質は，通常の白質（丸の点線）とは異なり，低吸収域となっており，虚血性の変化が認められる。海馬（四角の囲み）では，左優位に軽度の萎縮を認める。

## 認知症症状を見直した症状や状況

　日常生活技能が保持され，介助が必要な部分もあるが看護師と一緒に行えば，身辺整理や保清も可能であり，看護師の問いかけにもスムーズに応答することが多く，「日常生活や社会生活が営めない状態」[2]とは言い難く，認知症の中核症状と考えることに疑問をもった。また，夫への妄想は継続し電話で恫喝する行為はみられたが，職員に暴言などはみられずむしろ礼容が保たれており，周辺症状と捉えられなかった。

　心理検査のMMSE15点，HDS-R14点から作業療法に参加できると判断し導入したところ，塗り絵や棒体操が集中して取り組むことができた。アルツハイマー型認知症のケースでも手続き記憶を活用してアクティビティ・ケアを行っているが，この患者さんは作業療法士にやり方を尋ねたり，自分なりの工夫を行って達成感を表現していたことから，記憶能力，見当識や実行機能が維持されていることがうかがえた。また，海馬の萎縮も軽度であり，症状からもアルツハイマー型認知症の診断に合致していないとの神経内科医からのアドバイスを受けた。

## 認知症の周辺症状としての妄想ではなく，遅発性パラフレニーを推論

　遅発性パラフレニーは，精神疾患の既往歴がない高齢者が，身体機能の低下や，喪失体験，孤独や死の現実化などの状況因子と，長年にわたって培われた人格（性格）により引き起こされた妄想性の精神障害と定義されている[3]。

　この患者さんは，勝ち気で妥協できない性格を持ち合わせ，苦労を重ねて家庭を築いてきた。2年前に胃がんの手術により，痩せてしわも目立ち人一倍おしゃれであったがボディイメージが変調したことによって，妄想障害が発症したと推察した。

　遅発性パラフレニーは経過中に認知症を発症したり，認知症の初期症状や認知症の周辺症状の妄想と誤認されることもあるが，記憶障害や認知障害の程度と海馬を含む脳萎縮の程度や有無で区別する[4]。この事例では，記憶，見当識がほぼ保たれておりや失行を認めないことから，遅発性パラフレニーと推論した。

　遅発性パラフレニーの妄想は，程度の差があっても系統化されており非現実的であり，被害妄想，関係妄想，嫉妬妄想，被毒妄想，つきもの妄想，家族迫害妄想などで，命令する，だます，批判する言動がみられるとされている[3]。本人や周囲を混乱させた夫と嫁との関係妄想は，事実にないことであるが，訴えは遅発性パラフレニーの特徴となる系統化・一貫性が見られた。勝ち気で妥協できない

性格が関与し，事実ではない夫と嫁の関係妄想が家庭内孤立をつくってしまい，遅発性パラフレニーの発症の要因になったと推察した。

## ◆看護計画の修正◆

①幻聴に支配されて低下したセルフケアへの援助をするために，食事，入浴や更衣などのセルフケアの援助時，自尊感情を傷つけない言葉遣いに留意し，できる部分は自分でやってもらい，できない部分のみ援助する。患者自身が健康な部分（ストレングス）を認識できるように支援する。

②概日リズムを崩さないように，認知機能の高いことを活用しセルフケアへの介入や集団での作業療法，個別で読書，回想療法などのアクティビティ・ケアを行って，現実見当識を高める。

③夫と嫁との関係妄想に対しては，夫への電話や家族の面会によって増強しており，看護師は関係妄想には触れず，患者—看護者関係を築いて安心できる環境を整備する。興奮しているときは妄想を否定せず，タイミングをずらし，「いまは食事をしましょう」と現実の場面を提示し，攻撃性が強いときは巻き込まれないようにする。看護師は陰性感情を抱かず訂正や説得はやめ，担当者を限定してかかわる。統合失調症などの妄想と同様に，事実にないことを確信し訂正不能であるが，夫と息子の嫁に関する話題を避け，現実に直面しないことで安定がはかれる。

④興奮しているときは他患者さんとのトラブルが発生しないように，他患者さんを近づけないようにする。

⑤歯磨き，入浴や更衣など怠らないようにし，感染を予防する。

⑥安心感が得られる環境をつくる。

⑦退院に向けて息子夫婦との同居の調整をはかる。

## ◆事例を経験したことによる学び◆

認知症の周辺症状の幻覚妄想は30〜50%にみられ，「妄想性同定錯誤症候群」「妄想性誤認症候群」と包括されている[5]。したがって認知症患者の幻覚妄想に遭遇することはまれではなく，この事例では夫と嫁の関係妄想から包丁を突きつけるなどの激しい精神運動興奮をアルツハイマー型認知症の周辺症状と認識して

いた。しかし，家族に罵倒する場面と看護者への礼容ある態度の違い，洗面や着替えなどの日常生活動作や作業療法の取り組みからアルツハイマー型認知症の中核症状や周辺症状と異なっていることのアセスメント，つまり記憶障害や見当識障害などの程度と有無を区別することによって，遅発性パラフレニーの推論につながることができた。

　今回のケースをとおして，激しい周辺症状を呈しているとアルツハイマー型認知症と推論してしまい，中核症状の記憶・見当識・実行機能障害，失行・失認・失語などの症状と混同するため，症状が安定した場面における日常生活動作や対人関係などの観察が重要であることを学んだ。

引用・参考文献
1）池田学：認知症患者における嫉妬妄想の発現機序の解明に関する研究 厚生労働科学研究費補助金（認知症対策総合研究事業）分担研究報告書. 2013.
2）一般財団法人仁明会精神衛生研究所監修：老年精神医学 高齢患者の特徴を踏まえてケースの臨む. 精神看護出版, p.172, 2013.
3）三好功峰：大脳疾患の精神医学 神経精神医学からみえるもの. 中山書店, p.77-80, 2009.
4）前掲書2）, p.159.
5）前掲書2）, p.74.

# 無事に退院を果たしたものの
# 入院中は収まらなかった易怒性や拒否
―原因疾患の違いを踏まえたケアの必要性をあらためて理解する

## ◆この事例の主なポイントや行ったことは……◆

☑ 退院まで継続した易怒性や拒否の理由を探る

☑ アルツハイマー型認知症と前頭側頭型認知症の違いへの理解

☑ 原因疾患の違いを踏まえたカンフォータブル・ケアの必要への理解

### 事例の紹介

　　80代前半女性，アルツハイマー型認知症と診断されていた。

　　社交的で結婚して子どもを設け，60歳代までパート勤務をしていた。X-10年に夫と死別し，その後は独居生活を送っていたが，長男とは頻繁に行き来をしていた。X-8年に，「携帯電話の操作を教えてほしい」などと，深夜や未明にもかかわらず頻回に息子に電話をかけるようになった。その頃から，物忘れが顕著となり，日付がわからなくなり，食事をとったことも忘れるようになった。徘徊して迷子になることや，下着の上にコートを着て出かける，火の消し忘れ，尿便失禁がみられるようになった。

　　離れて暮らしている長女が家にいなくなったと警察に通報することもあり，X-7年に，他院でアルツハイマー型認知症と診断された。介護老人保健施設に入所したが，大声で騒ぎ，他利用者にお茶をかけたり，つかみかかるなどの異常な言動が顕著となった。また，職員を拒絶し，暴言や暴力を振るうために介護困難と判断をされ，X年に当院に入院した。

　　入院後，「ご飯ちょうだい」と頻回に訴えるようなった。言語は不明瞭で意思疎通は困難であった。いつも不機嫌で他者とのトラブルが多く，自室に戻れず他者のベッドに寝ている場面がみられた。洗面や着替え，排泄などのセルフケアは介助を必要したがケア介入を拒絶した。心理検査は，MMSE10点／30点，HDS-R8点／30点，FAB（Frontal Assessment Battery：前頭葉機能評価）3点／18点であった。周辺症状や日常生活動作の改善をめざし，行動をパターン化し，快刺激の提供（カンフォータブル・ケア）を行った。

## 神経内科医にコンサルテーションを依頼した動機

施設への退院は果たしたものの，入院中は易怒性や拒否は継続していた。アセスメントや入院中に提供したケアは適切であったのか。

## 神経内科医からの情報提供

　頭部CT画像では，海馬の萎縮はあまり認められないが，両側側頭葉の前部の萎縮が著明であり，両側前頭葉の萎縮もみられた。また，粗暴な言動や暴力を振るうなどの脱抑制症状も目立つ。心理検査のMMSEやHDS-Rの総点も低いが，前頭葉の機能評価に鋭敏なFAB（Frontal Assessment Battery：前頭葉機能検査）の総点が低下しており，アルツハイマー型認知症よりも行動異常型の前頭側頭型認知症あるいは，アルツハイマー型認知症と前頭側頭型認知症の合併を疑う[1]。

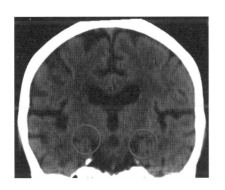

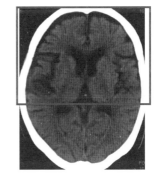

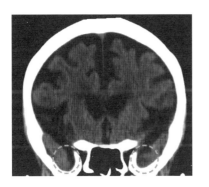

頭部CT画像では海馬（丸の囲み）の萎縮はあまり認められないが，両側側頭葉の前部の萎縮が著明である（点線）。また，両側前頭葉の萎縮（四角の囲み）もみられた。

　まずは，このケースで行った介入について振り返り，入院中に継続していた易怒性や拒否の要因について検討する。

## 中核症状に伴う行動異常をアセスメント

　頻回に食事を欲求するのは記憶障害から食事摂取を忘れている，自室に戻れず他者のベッドで寝るのは見当識障害や失認，入浴や更衣がうまくできないのは実行機能障害や失行，コミュニケーションがうまく図れないのは，失語症によって言葉の理解が不十分で語彙が減少しているためと推察した。これらの中核症状に対して対応が不適切で，環境調整が不十分であるために周辺症状を呈していると判断した。この判断はアルツハイマー型認知症と前頭側頭型認知症の混合性認知症のケースでも，適切であったと考える。

## 提供したケアについて

### ①タイミングを変える[2]

　入浴誘導や排泄などのケア介入に激しく拒絶するときは，説得せずにタイミングをずらし，「ホールに行ってお茶を飲みましょう」「お手伝いさせてください」と声かけをして場所や時間を変えたことで，さらなる暴言・暴力に発展しない場面がみられた。適切な記憶機能の維持には忘却機能が重要である。海馬での脳神経伝達物質であるGABA系（小脳のプルキンエ細胞の抑制系）の機能亢進により，「忘れる」ことが可能となる。説得せずタイミングをずらすことによって，記憶から脱落し，それに伴う不安や焦燥も自然消滅するため，気分が安定したと考える。

### ②視覚的刺激を活用する[2]

　前頭葉機能低下により記憶にとどめ段取りを立てるという実行機能が障害されているため，口頭での否定や修正は怒りや恐怖をもたらす可能性がある。そのため「1人でベッドから降りないでください」など紙に書き視覚的刺激を活用した。視覚的刺激が偏桃体や帯状回に働きかけ，穏やかさを取り戻し他人との協調や行動調整が可能となることを期待した。また，海馬で知的作業や感覚刺激で得た情報の長期記憶への固定が図られるので，視覚的刺激による感覚刺激がいままでの経験と関連づけられ，パターン化した行動が可能となると考えた。

### ③怒らない／怒りの表情を示さない[2]

　怒りの表情に対してはもっとも反応し，記憶にも残るので，常に笑顔で敬語を

使うなどの工夫をした。扁桃体は一般感覚（五感）で得た情報から情動を引き起こし，不快なことには恐怖や怒りを示し心拍数を増やし，嘔吐を起こすなどの自律神経の反応を引き起こす。一方，笑顔で対応されたり，敬語でかかわられることで，報酬系のドパミンが放出され幸せな気分を引き出すことができる。

### ④よいにおいや味覚の刺激を与える[2]

嗅覚は他の感覚と異なり，直接大脳辺縁系に入力され，扁桃体に入ると，においに対する快，不快の反応を起こし，海馬への入力はにおいを巡る記憶を思い出させる。また，扁桃体に入る味覚は，食欲，飢餓感，満腹感に関連し，味の記憶や食物の情動を思い出させることができる。病院食では良いにおいや味の提供には限界があったが，栄養科の協力を得て，好みのゼリーやプリンなどを捕捉し，食事提供時は食事内容を説明したり器の配置を工夫した。

### ⑤良質な睡眠を提供[2]

深いノンレム睡眠（脳を休める睡眠）により，昼間に経験した恐怖などの「嫌な記憶（嫌な感覚）」が消えて，心の安らぎが得られる。そのため昼間の過眠を避け，廊下などで日光照射を工夫し，作業療法士と協働して棒体操や合唱などのプログラムを選択して参加を促した。夜は睡眠が得られる環境の調整を行った。

### ⑥手続き記憶を活用したアクティビティ・ケアを実施[2]

脳の情報伝達の回路の速度は若年期と比べて加齢に伴い穏やかになるが，アクティビティ・ケアを続ける限り回路は確実に増えることを踏まえ，棒体操や合唱を継続した。その際，感情が記憶の定着に影響するので，「好き・楽しい」と感じながら参加することが重要であり，失敗させない体験の提供を心がけた。またアクティビティ・ケアは，認知症進行により脳神経の機能単位が消失した後も補填・回復するという脳の可塑性にも働きかけることを共有した。

上述のようなケアの提供により，作業療法に参加して合唱をしたり，棒体操に短時間集中できるようになった。また介助によってトイレで排泄，洗面所での歯磨きが可能となり，食事は自力で全量摂取ができた。

ただ情動が必ずしも安定したわけではなく，拒絶や暴言・暴力が継続した。この要因について，神経内科医からもたらされた情報を踏まえて検討した。もっとも蓋然性が高いと考えられるのは，「間違いへの指摘」であろうと推論した[2]。この事例では「食事は先ほど食べられましたよ」「他人のベッドですので移動しましょう」と本人の間違いを指摘して理解を得ようとしたかかわりを行っていた。これは人間らしさの象徴である知性・記憶・思考などの高次機能に関係した部位である前頭葉への働きかけであり，後にわかるようにこの患者さんには前頭葉萎

縮による脱抑制と社会脳（→p.114）の障害があるため，ルールや社会的な常識に基づく行動は困難とであったと考えられる。こうした介入はむしろストレスとなり，焦燥，暴言・暴力，徘徊などを増強させていた可能性があった。また，入院時における頭部CT画像を踏まえた主治医との話し合いやアセスメントはできていなかったことも反省点である。

　なお，情動の安定化までは不十分だったものの，退院を果たせたのには，次のような要因も考えられる。

　入院中のかかわりではアルツハイマー型認知症と認識していたため，中核症状の失行や実行機能障害に対して，手を添えて日常生活の介助をしていた。ケース展開の途中から食事，歯磨き，排泄などを部分介助や見守りに変更した。このことは結果的に前頭側頭型認知症のケアの基本にも適合していたのではないかと考える。具体的にいえば，前頭側頭型認知症の初期は，獲得した日常生活上の技能は保持されているので，常同的な行動や被影響性の亢進などを活用し，排泄，更衣などが十分できない状態であっても，時間がかかっても，不完全であっても，いったんは本人に任せるというのが基本的な対応となるからだ。

## ◆事例を経験したことによる学び◆

　大脳辺縁系は，情動（喜怒哀楽）の表出，意欲，記憶，本能行動や生命維持機能，自律神経活動などに関与する複数の構造物の総称である[3]。この事例ではこの大脳辺縁系に働きかけるカンフォータブル・ケアを提供したのだが，アルツハイマー型認知症の周辺症状，前頭側頭型認知症の人格変化や脱抑制などにも一定程度有効であることを確認できた。しかし，「間違いへの指摘」という点において，特に前頭葉機能が低下して脱抑制と社会脳の障害を有する患者さんに対してはミスケアとなる。したがって，カンフォータブル・ケアを含むあらゆるケア提供は，原因疾患を踏まえる必要性を再認識し，診断名に違和感を抱いたときは放置せず，医師やエキスパートナースなどにコンサルテーションを依頼する必要があることをあらためて理解した。

引用・参考文献
1）小野剛：簡単な前頭葉機能テスト. 脳の科学, 23, p.487-493, 2001.
2）大塚恒子：大脳辺縁系への働きかけによる認知症看護の有効性. 仁明会精神医学研究, 15, 2018.
3）馬場元毅：絵でみる脳と神経しくみと障害のメカニズム第4版. 医学書院, p.24-27, 2017.

## 疾患名にとらわれない看護

　私は，2023年度から精神科急性期治療病棟に異動となり，多様な精神症状の患者さんの対応に追われている。以前は重度認知症身体合併症病棟で，認知症周辺症状が激しい患者さんの対応と末期認知症患者さんの身体管理に日々苦戦していた。どちらも共通点は対応困難な精神症状で，どうしても薬物療法に頼らざるを得ない現状であった。

　2022年度から神経内科医のコンサルテーションを受けることになり，患者さんの頭部CT画像から障害されている領域とそのことで起こりやすい症状について説明を受け「目からうろこ」だったことを思い出す。現在の病棟においても，いままで統合失調症と診断され，入院していた患者が頭部CT画像から前頭側頭型認知症（以下，FTD）とコメントをいただくことがあった。患者さんのセクハラ行為やマイペースな行動をあらためて振り返ると合点がいった。スタッフに対してはFTDの特徴を踏まえた介入法の助言ができている。

　また，てんかん性精神病と診断された入院患者さんが排泄時，全介助状態で，さらに介助中は威圧的で怒鳴るなどの症状に対応ができず，神経内科医に相談した。「頭部CT画像から小脳は正常で運動機能には問題はないが実行機能障害が出現しているため，一連の行動が順序よくできずイライラが生じ，怒鳴るなどの症状になっているのではないか」とアドバイスをいただいた。その結果，看護計画は，排泄動作の簡略化と声かけによるケアに修正することとなった。神経内科医の診察からは脳の疾患だけではなく心疾患からくる画像の変化なども学ぶことができ，精神科分野以外のフィジカルアセスメントも学べ，身体のつながりを実感している。

　以前より，当院では〈脳の構造・機能を理解しケアに結びつけるための取り組み〉を行っている。しかし，患者さんの疾患名にとらわれ，現れている精神症状への対応ができていなかったように思う。神経内科医のコンサルテーション後は脳の構造・機能を理解したうえで実際の患者の頭部CT画像を確認することで，具体的な看護介入の突破口が開けている。今後はより神経内科医からの情報提供を看護計画に落とし込み，具体的なケアに結びつけていきたい。

（松尾結紀）

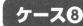

# ケース❽

# これって診断どおり統合失調症の陽性症状？
# それとも認知症の周辺症状？
―統合失調症と前頭側頭型認知症の類似点と鑑別点

---

## ◆ この事例の主なポイントや行ったことは…… ◆

☑ 統合失調症と診断された患者さんの言動に違和感を覚え前頭側頭型認知症の症状と推論

☑ 頭部CT画像の所見から前頭側頭型認知症の可能性について指導を受ける

☑ 統合失調症を基本としたケアは前頭側頭型認知症の患者さんには混乱を招くことになる

---

### 事例の紹介

　　70歳前半女性。統合失調症と診断を受けている。40年前から不眠，抑うつのために多くの医療機関を受診していたが，詳細は不明であった。X-7年に歩行が不安定となり他院に入院したが原因は不明であった。頻回にナースコールや徘徊をくり返し，一週間で強制退院となった。その後，「誰かが追いかけてくる」と急に走りだし，「物がなくなった」と訴え，不特定の人に頻回に電話をしたり，いままで使用していた家電が使用できなくなった。当院に入院し頭部CT画像検査を受けたが，明らかな所見がみられず認知症は否定された。

　　その後も入退院をくり返し，X-3年に当院に入院して現在に至っている。落ち着きに欠きじっとしていることができず，徘徊も顕著であり，さまざまな訴えがみられた。衣類に対しての執着があり必要以上に多くの枚数を要求し，色にもこだわり，半狂乱で要求が通るまで訴え続ける，他者が病棟から移動するのを見かけると急いで近づき，「自分も行く」「なぜ行かせてくれない」と切迫的な訴えをし，一緒に行けないことを説明しても理解せずに大声で叫び，看護師の対応を激しく拒絶した。興奮しているときの会話や行動は支離滅裂であり，意志疎通も不良であり，このような言動が統合失調症の症状であることに違和感を抱いた。

　　ホールでの自分の席を勝手に決め，他者が使用しているので他の席への移動を促すと，「なんで私が変わらないといけないのよ」と，険しい表情をして拒否する場面もみられた。その一方で，他者の行動をみても関心を示さなくなり自室で過ごしたり，ホールでも落ち着いて過ごすことができていることもあった。

## 神経内科医にコンサルテーションを依頼した動機

こだわりの強さや収拾がつかない言動は本当に統合失調症の陽性症状や解体症状なのか。前頭側頭型認知症の可能性はないのか。

## 神経内科医からの情報提供

　家電などが使用できないということについて，段階に分けられた動作ができないのであれば，実行機能障害であり前頭葉症状であるが，物品の使用障害であれば，観念失行となる。より詳しく解説すると，実行機能障害は物事を論理的に考え，計画を立てて効率的に実行することが困難になる障害である。何かを行う"コツ"を習得できなくなる。たとえば，「ご飯を炊く」「おかずをつくる」という行為はそれぞれ実行できても，ご飯を炊きながら同時進行でおかずをつくることが難しくなる。

　観念失行は物の名前や用途は説明できるのに，物の使用，物を使用しての一連の動作を行えない。たとえば，鉛筆を見せて「これは何ですか？」と質問すると「書くものです」と答えることはできるのに，「使ってみてください」と言うととまどったり，書いてある字を消そうとしたりする[1]。

　この事例は前頭葉機能の実行機能障害と思われる。頭部CT画像では，海馬の萎縮は目立たないが，前頭葉と側頭葉前部の両側での萎縮が認められたことから，前頭側頭葉認知症の可能性は否定できない。

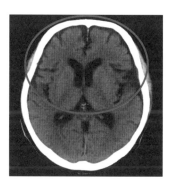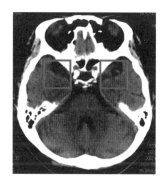

頭部CT画像からは，前頭葉（丸の囲み）と側頭葉前部の両側での萎縮が認められた。四角の囲みは側頭葉の前の脳脊髄腔の萎縮。

　神経内科医からのコンサルテーションでは，頭部CT画像から海馬の萎縮は目立たないが，前頭葉と側頭葉前部の両側での萎縮が認められ，前頭側頭型認知症の可能性について指導を受けた。カンファレンスで，スタッフは統合失調症よる認知機能障害や解体症状とアセスメントしてケア計画を立案していたが，根拠がないまま前頭側頭型認知症を推論してケア介入を行っていたことを振り返り，まずは統合失調症症状と前頭側頭型認知症の類似点と鑑別点について話し合った。

## 訂正ができない衣類の執着やさまざまな訴え

　衣類や他者の移動に付いていこうとする執着などは，統合失調症の解体症状による感情のコントロール不能，偏執的（一方的）な思考，注意散漫や根気の低下，連合弛緩などと捉えていた[2]。これらの症状は前頭側頭型認知症の人格の変化，脱抑制，常同的行動，衝動のコントロールができず易怒的で無分別な行動などと推察した[2]。

## 他者とともに外に出ようとして制止がきかない

　偏執的（一方的）な思考，場に合わない会話や行動，感情のコントロール不能は統合失調症の解体症状と捉えていた[2]。しかし，これらは前頭側頭型認知症の被影響性の亢進，席を変えられないのは常同的行動，説明を真っ向から否定するのは人格障害によるものと推察した[3]。

## 最近の落ち着いた状態について

　症状が安定しているのではなく，現状の環境に順応できていることが推察できる。前頭側頭型認知症は環境変化に対応できないケースもみられるが，進行が穏やかになってくると環境への適応が可能となり，この患者さんも老人介護施設に入所できる可能性は高い。しかし今後，認知症の進行に伴い適応が困難となることが予測でき，現状での調整が必要となる。

　また，家電などが使用できないことが，前頭葉症状の実行機能障害か，頭頂葉症状の観念失行であるかについて，スタッフ間で確認を行った。観念失行は，実際に道具を手に持たせても，言語命令や模倣でも道具を使えないとされ，主に左の頭頂葉病変で生じるとされている[4]。なお，実際に箸を持って豆をつかむことはできても，箸を使うパントマイムの動作が困難な場合は観察運動失行である。

　事例は神経内科医からアドバイスにあるように，「歯を磨きましょう」という声

かけでは行えないが，一緒に手を添えて行えばできる場面から，観念失行ではなく，段取りがたてられない前頭葉機能の実行機能障害と共有した。

## ◆看護計画の修正◆

### 他患者とのトラブルを避ける[5)]
①1回は是正をするが，否定や叱責，修正することは避ける。
②部屋やホールでのグループ化に配慮。
③トラブルになったときは，叱責は避け，ただちに仲裁に入り，本人の自制の強要はしない。
④訴えには患者さんが安心できる内容の返答を行い，本人が理解できる言葉で話をする。
⑤チームで言葉かけを可能な限りパターン化し，共通した単語を用いる。
⑥患者さんが好む話題を提供する（強い海馬の萎縮がみられないために，同じ話は飽きてくる可能性があるので留意する）。

### 自発性の低下による怠惰や無為の軽減[5)]
①日常生活をルーティン化し，被影響性の亢進を応用し単純で視覚的にわかりやすい活動を場所，時間，担当を決めて行う。
②セルフケアの支援は排泄，入浴，更衣など介助をパターン化し，時間がかかっても不完全でも，いったんは本人に任せる。

## ◆事例を経験したことによる学び◆

　日頃の生活の言動や症状に対してのかかわりの反応から，統合失調症らしくないと違和感を抱いていた。スタッフ間では漠然と前頭側頭型認知症をイメージすることがあり，前頭側頭型認知症のケアをベースにした対応をしたときの患者さんの反応が良かったことを体験していながら，認知症の診断がないことで，前頭側頭型認知症か統合失調症へのケアを選択すべきかの判断ができず，ケア修正ができなかった。
　頭部CT画像で前頭側頭型認知症の可能性について指導を受け，ケア計画の修正を図ることができた。同時に，統合失調症のケアを優先していた場合は，理解

を得るための説明や，ステップアップの提案などのかかわりが中心となり，患者
さんを混乱させることになっていたのではないかと推察した。患者さんの混乱を
避け退院調整に取り組むなどの展開が可能となったことを振り返り，診断名と症
状が照合できずに違和感を抱いたときは放置せず，医師やエキスパートナースに
コンサルテーションをしていきたいと考える。

引用・参考文献
1) 池田学：前頭側頭型認知症の臨床症候学．老年期認知症研究会誌，17, p.97-101, 2010.
2) P.F.Liddle：The symptoms of chronic schizophrenia. A re-examination of the positive-nega-tive dichotomy. Br j Psychiatry, 151, p.145-151, 1987.
3) 三好功峰：大脳疾患の精神医学　神経精神医学からみえるもの，中山書店, p.232-250, 2009.
4) 馬場元毅：絵でみる脳と神経しくみと障害のメカニズム第4版，医学書院, p.24-27, 2017.
5) 一般財団法人仁明会精神衛生研究所監修：老年精神医学 高齢患者の特徴を踏まえてケースの臨む．精神看護出版, 2013.

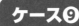

# これまで経験した前頭側頭型認知症のケースと何かが違う！

## ―前頭側頭型認知症に進行性失語症が重なったケースへの看護

◆ この事例の主なポイントや行ったことは……◆

☑ これまで経験していた前頭側頭型認知症とケースの違いへの違和感について検討

☑ 前頭側頭型認知症の病態をあらためてチームで確認

☑ このケースにおいて特徴的だった進行性失語症へのケア

### 事例の紹介

70歳代前半の男性，前頭側頭型認知症と診断されている。

副社長として精力的に働き，定年退職後は顧問の役割を担っていた。身なりに人一倍気を使ってきたが，1年前から寝間着姿で出かけたり，便失禁してもそのままの服装で外出する，という行動が目立つようになった。

交通事故を起こして車を大破させたが家族に内緒で修理を依頼し，短期間で終えるよう強要したが，代金を払わずにそのまま帰ってしまうこともあった。几帳面な文章を書いていたが乱れるようになり，会話では要点がつかめないようになった。周囲の意見を聞かずに，自分の思い通りにならないと怒鳴りつけることもあった。食事は一品ずつ懐石料理のように出ないと機嫌が悪くなるが，出された品をすべて混ぜ，書き込むように食べるようになった。

レストランの開業やテニスコートの買収などを，根拠もないのに唐突に友人にもちかけることもあり，妻は対応に苦慮していた。さらに妻に何度も手を上げるようになり警察沙汰となったため，当院に入院となった。

前頭側頭型認知症と診断され，入院後は「不当な扱いを受けている」と警察に通報し，「職員に暴力を振るわれ歯が折れた。歯科に連れていけ」「会社に電話させろ」と威圧的な言動で大人しそうな女性スタッフを選び押し倒し，暴力をふるって鍵を奪うことがあった。副院長や看護部長の名前を出して「○○を連れてこい」と命令し，副院長や看護部長を廊下で見かけると「すぐに退院させてほしい」と訴えてつきまとうこともあった。「電話をかけさせろ！　退院させろ！」とまくしたて，医師や看護師の話をまったく聞こうとせず，説明しようとするとすぐに立ち去った。さまざまな作業療法に誘導したがすべて拒否をした。

前頭側頭型認知症の診断で入院したが，退院を執拗に希望し，時には暴力を振るうようになり，対応困難となった。ケア介入の方策が見出せない。

 **神経内科医からの情報提供**

　頭部CT画像で側脳室周囲に両側対称性に虚血による低吸収域が広がっている。大脳全体の軽度の萎縮があるが，海馬の萎縮は目立たない。両側側頭葉の前部および前頭葉の萎縮がみられ，左半球で目立ち，特に左シルビウス裂の拡大がみられ，行動異常型の前頭側頭型認知症だけでなく，進行性失語症の存在を疑わせる。

　前頭側頭型認知症による脱抑制などの人格変化が顕著であり，自己中心的で同じことをくり返す常同言語や常同行為がみられる。しかし，訴えを誰にすべきかを理解しており，また誰を襲えば鍵を奪うことができるかなどの計算を冷徹に行うことができる。行動異常だけでなく，進行性失語症も考えられたので，状況の説明や説得を，言語を介して行っても十分には理解できなく，「はい・いいえ」で答えられるclosed questionの使用が有効である。MMSEの検査は気分が乗らないと行わない可能性があり途中で中断したが，HDS-R25点／30点（中断したので30点満点になっていない）と得点が高く，アルツハイマー型認知症とは異なり，記銘力は保持されている。

### 前頭側頭葉変性症 (frontotemporal lobar degeneration：FTLD)

　Pick病を原型とし，主として初老期に発症し，前頭葉と側頭葉を中心とする神経細胞の変性・脱落により，著明な行動異常，精神症状，言語障害などを特徴とする進行性の疾患である[1]。

　FTLDは現在，3つの臨床型に分類されている（図1）。①前頭前野の萎縮を主体とする行動障害型前頭側頭型認知症（behavioral variant FTD：bvFTD），②左優位でSylvius裂周囲の限局性萎縮を呈する進行性非流暢性失語（progressive non-fluent aphasia：PNFA），③側頭極ならびに中・下側頭回を主体する限局性萎縮を主体とする意味性認知症（semantic dementia：SD）である。このうち，PNFAとSDが失語症を前景とする症候群である。用語の混乱が認められることがあるが，FTLDは，あくまでの形態学的病理学的な分類による病名であり，行動障害型前頭側頭型認知症と進行性失語症からなるが両者を合併することもある[2]。

進行性失語症は，原発性進行性失語（Primary progressive aphasia：PPA）という観点から3つの失語型が提唱されており，A．非流暢／失文法型PPA（non fluent／agrammatic variant PPA），B．意味型PPA（semantic variant PPA），C．ロゴペニック型PPA（logopenic variant PPA：LPA）と命名されている（図2）。おおむね非流暢／失文法型PPAはFTLDのPNFAに，意味型PPAはFTLDのSDに相当する（図3）[3]。これら3型の診断基準を表1に示す。

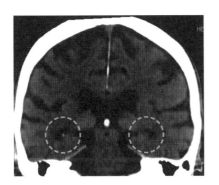

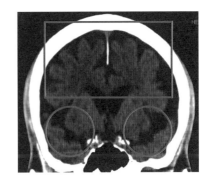

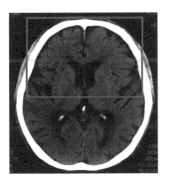

海馬の萎縮は目立たない（丸の点線）。

側頭葉前部（丸の囲み）は，特に左で萎縮が目立ち，前頭葉（四角の囲み）も委縮している。

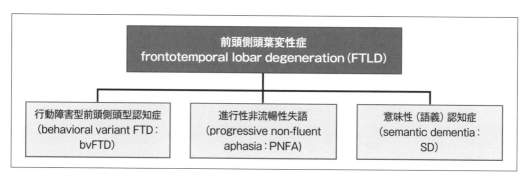

図1　FTLDの3つの臨床型[4)]

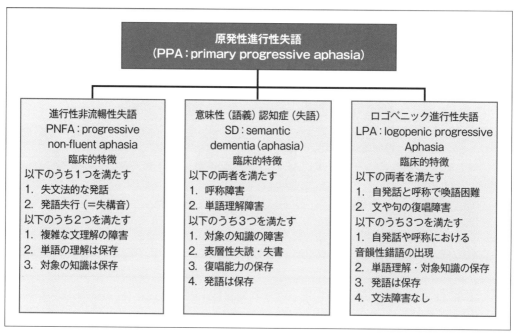

図2　進行性失語症の分類[4)]

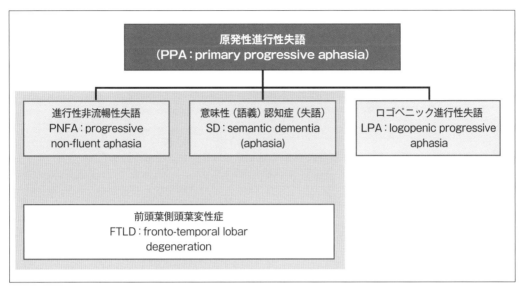

図3 進行性失語という観点からみた3つの失語型

表1 進行性失語症（PPA：primary progressive aphasia）の診断基準[5]

| 必須要件：下記の1～3が存在しなければならない |
|---|
| 1. 言語の症状がもっとも顕著である |
| 2. 言語の症状が主訴であり，日常生活にも影響を及ぼしている |
| 3. 初発症状および初期のもっとも顕著な症状が失語症である |

| 除外基準：下記の1～4が否定されなければならない |
|---|
| 1. 症状のパターンは他の非変性性の神経疾患または身体疾患で説明できる |
| 2. 精神科的疾患で説明しうる認知障害である |
| 3. 初期から明らかなエピソード記憶障害，視覚性記憶障害，視知覚障害がみられる |
| 4. 初期から明らかな行動異常がみられる |

## ◆神経内科医からの情報提供の後の検討◆

　　論理的で一方的な苦情，看護介入をすべて拒絶する自己中心的な患者の対応に苦慮し，いままでかかわってきた前頭側頭型認知症のケースと症状が異なると感じていた。神経内科医へのコンサルテーションを経て，前頭側頭型認知症の病態を十分に認識できていなかったことを振り返った。そこであらためてCT画像を通して指導を受け，再度入院前や現状の症状を共有し，前頭側頭型認知症の特徴を踏まえて次のようにアセスメントした。

①身なりに人一倍気を使うが，寝間着姿で出かけたり，便失禁のまま外出したのは，前頭葉機能低下の自己の関心の欠如ととらえた[6]。

②書字が乱れ，会話では主語がつかみにくくなったのは，初期からみられる失語症が関与していた[6]。

③食事は一品ずつ出されないと気がすまなかったが，出されたものをすべて混ぜてかきこんで食するのは，食行動の異常と考えた[6]。

④レストランの開業やテニスコートの買収などを友人にもちかけ，妻が対応に苦慮したのは，前頭葉萎縮による脱抑制により，衝動行為や反社会的行為を示し，被影響性の亢進も関与し，また人格変化から反省ができなくなったためと考えた[6]。

⑤周囲の意見を聞き入れず，思い通りにならないと怒鳴りつけ，妻に何度も手を上げ警察沙汰になったのは，初期からみられる人格変化や脱抑制によるものであった[6]。

⑥「不当な扱いを受けている」と警察に通報し，「職員に暴力を振るわれ歯が折れた。歯科に連れていけ」「会社に電話させろ」と威圧的な訴え，大人しそうな女性スタッフを見極め押し倒し，暴力をふるって鍵を奪うのは，人格変化，脱抑制，根気持続の障害，衝動性などから興味や関心の範囲が狭くなったためと推察した[6]。

⑦要求を通そうと副院長や看護部長の名前を出し要求を通そうとすること，論理的で自己中心的，一方通行な訴えは，当初は進行性失語症とは捉えられなかったが，進行性の失語症があるために，看護師の修正や説明が理解できず，自己防衛から都合のよい表現をしていたと捉えた[6]。

## ◆看護計画の修正◆

### 人格の変化への対応
①患者に巻き込まれないように，物理的・心理的な距離を保つ。

②説得や修正を避け，「ホールに行きましょう」など場所を変えたり，タイミングをずらしたりして注意機能を転換する。

③受け持ち看護師を中心として，1対1の対応を原則とする。

④迷惑行為には1回は注意を促し，多くの要望には1回は拒否をするが，その後は患者のペースに引き込まれないよう話題を変える。もしくは患者から離れる。

⑤罵倒や中傷的な言語に自責感や陰性感情を抱かないよう，チームでカンファレンスする。

## 進行性失語症に対して

①多くの説明や修正は避ける。

②患者さんの言葉をくり返して伝える。

③端的に伝えるべきことのみを発する。

④チームで患者への言語内容を共有する。

## 食事場面の設定

①食堂での座る場所を固定する。

②他患者さんと食事時間をずらす。

## 家族への働きかけ

①妻としては退院の受け入れは一切ないことを明確化していたので，子どもたちと情報を共有し，介護関連施設への退院を目指した。

◆ 事例を経験したことによる学び ◆

　さまざまな前頭側頭型認知症の症状があることを学び，再度疾患の特徴や症状をチームで共有することができた。多様な訴えに対応に行き詰まり，目標が設定できずネガティブな感情を抱き，スタッフは「自分の対応がまずいから」との自責感や，暴力を振るわれて恐怖心をもっていた。家族の退院の受け入れがなく，長期入院を覚悟したが，神経内科医の指導を受けて家族とも話し合いをもつことができ，家族の思いに沿って退院調整が可能となった。

引用・参考文献
1）一般社団法人日本神経学会ホームページ：認知症疾患診療ガイドライン2017. https://www. neurology-jp.org/guidelinem/degl/degl_2017_08.pdf（2023年12月1日最終閲覧）.
2）阿部和夫：認知症疾患医療センターにおける 認知症の診断-アルツハイマー病，レビー小体型認知症，前頭側頭型認知症を中心に．兵庫医科大学医学会雑誌, 41, p.71-82, 2016.
3）大槻美佳：FTLD 言語および関連候の特徴とその診方．臨床神経, 52, p.1224-1227, 2012.
4）橋本衛，池田学：認知症脳の診断基準．最新医学, 71, p.570-576, 2016.
5）大槻美佳：進行性非流暢性失語の症候と経過．高次脳機能研究, 35（3）, p.297-303, 2015.
6）三好功峰：大脳疾患の精神医学 神経精神医学からみえるもの．中山書店, p.232-250, 2009.
7）一般財団法人仁明会精神衛生研究所監修：老年精神医学 高齢患者の特徴を踏まえてケースの臨む．精神看護出版, 2013.
8）尾崎紀夫，三村將，水野雅文，村井俊哉：標準精神医学．医学書院, 2020.

# 誤認から生じる痛切な訴え……
# うつ病に認知症が併存しているのではないか？
### ―うつ病に進行性失語症を合併したケースへの看護

## ◆この事例の主なポイントや行ったことは……◆

☑ 患者の言動からうつ病ではなく認知症と推論

☑ 前頭葉障害のほか，頭部CT画像の所見から進行性失語症も確認

☑ コンサルテーションを経てあらためて高齢期うつ病の精神症状と確認

### 事例の紹介

　70歳代後半女性，高齢期うつ病と診断されている。

　X-9年時，急性肝炎で大学病院に入院したが，入院中に不穏をきたして精神科受診をした。X-4年に抑うつ状態となり，不安，緊張，罪業妄想などを呈し一般診療科病院に入院したが，薬物療法で安定し療養病棟に移動した。同室患者に過干渉となって，うつ状態が悪化したために薬剤の調整を行ったが，ふらつき，嚥下状態の悪化，夜間せん妄，スタッフへの暴言がみられたために当院へ入院となった。

　入院後，不安が強く，「こんなところにいて迷惑ばかりかけている」「お金がないからここにいては迷惑がかかる」など罪業妄想や貧困妄想がみられた。時には男性患者に対して，「校長先生……」「私はあの人と結婚できない。断らないと」と，ほかの患者に詰め寄る場面がみられた。最近では女性患者に対して，「泣いているあの子をどうにかしてあげないと」「娘がそこに……」と切迫感をもって看護師に訴えてくる。しかし，作業療法中は表情が良く，最後まで集中できている。

---

## 神経内科医にコンサルテーションを依頼した動機

男性患者を「校長先生」と誤認することや，高齢患者に対して「あの子が泣いている」という訴えはうつ病とは捉えられない。認知症ではないのか？

### 神経内科医からの情報提供

#### 前頭葉障害と進行性失語症が認められる

　神経学的診察では，四肢の痙性と差し出された手を握り締める強制把握がみられ，前頭葉障害が認められる。男性患者に対して「校長先生」と呼びかけるなどの言いたいこととは違う言葉が表出される語性錯語も認められた。また，ペットボトルを指さし，「これは何ですか？」という質問に「ペットボトル」とは言えて，また，ペットボトルを使用することもできるのに，「ペットボトルとは何をするもの？」と尋ねても答えることができない語義失語が認められ，失語症の存在が疑われた。頭部CT画像では全脳の萎縮があり，特に左優位にシルビウス裂の拡大がみられ，進行性失語症として矛盾しなかった。

　「結婚を断わる」という発話は妄想か，あるいはその人に何か話がしたいということを誤って，他の言葉で言っている可能性がある。その一方で，診察の途中で「もう私にはわからない」「どうしていいかわからない」と話をすることは，うつ症状の思考の途絶・意欲の低下の可能性があり，うつ病も影響している。

　うつの活動性や自発性の低下は，アパシーと類似しているが鑑別は困難である。うつやアパシーは，アルツハイマー型認知症，レビー小体型認知症，血管性認知症や前頭側頭型認知症の初期に高頻度にみられ，この事例はうつ病と後述で解説するアパシーの両方を発症している可能性がある。アパシーは苦痛，悩みがなく無関心であるのに対して，うつ病は悩みや苦痛が強く，あれこれ気にして考えあぐねることが特徴である。

#### うつ，アパシーと認知症との関連について

　アルツハイマー病では，初診時にうつ症状を呈していることはよく認められる。初老期までにうつ病の既往があると，アルツハイマー病を発症するリスクが高いということがいわれている。しかし，前向きの疫学調査では，初老期に抑うつ症状を呈してもアルツハイマー病になるリスクは高くなく，アルツハイマー病発症と海馬や扁桃体の萎縮との有無とは関係がないとの報告もある。

　Neuropsychiatric Inventory（NPI）を用いたアパシーと認知症との関係を調べた熊本大

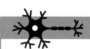

学の研究[1]では，認知症では，うつよりもアパシーの頻度が高かった。アパシーは，抑うつ症状の一側面と考えられていたが，最近では，アパシーは脳器質性疾患に伴う神経精神症状であり，抑うつとは別の症状群として考えられるようになってきている。

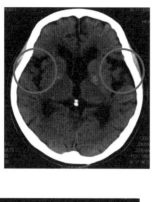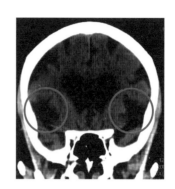

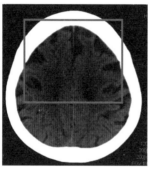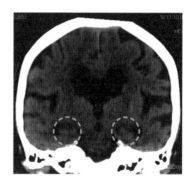

上段：シルビウス裂（丸の囲み）は左優位に拡大。

下段：前頭葉も左優位に拡大（四角の囲み）。海馬萎縮は軽度（丸の点線）。

## ◆神経内科医からの情報提供の後の検討◆

### アルツハイマー型認知症と推論

　高齢期うつ病と認知症との関係については，若い時期にうつ病を発症した人は，高齢になるとアルツハイマー型認知症を発症することが多く，通常の高齢者の1.2倍とされ，アルツハイマー型認知症の原因となる血中アミロイドβ蛋白の代謝異常がみられる[2]。この事例の場合，頭部CT画像で海馬の萎縮が目立たな

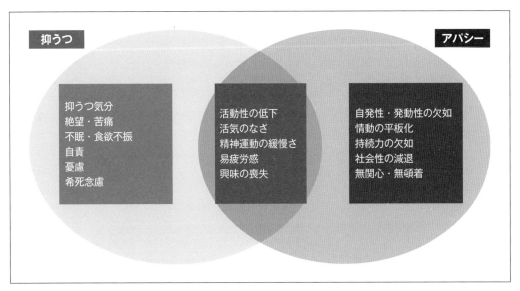

**図1　抑うつとアパシーの違い**

抑うつ
- 抑うつ気分
- 絶望・苦痛
- 不眠・食欲不振
- 自責
- 憂慮
- 希死念慮

- 活動性の低下
- 活気のなさ
- 精神運動の緩慢さ
- 易疲労感
- 興味の喪失

アパシー
- 自発性・発動性の欠如
- 情動の平板化
- 持続力の欠如
- 社会性の減退
- 無関心・無頓着

いものの全脳の萎縮がみられており，アルツハイマー型認知症の初期にはうつ症状の発症頻度が高いことからも，神経内科医からの情報提供以前には，患者さんの痛切な訴えを認知症からくるものではないかとチームは推論していた。

### あらためて神経内科医からの情報提供後の検討

　神経内科医より「初老期に抑うつ症状を呈してもアルツハイマー病になるリスクは高くない」という説明を受け，「認知症」という臨床判断をいったん保留にし，仮性認知症を想定しチームで確認した。仮性認知症は記憶障害を強く訴え，質問に対して「わかりません」「できません」と即答するなど，積極性の障害が認知症と類似し，誤診されることがあるが，症状の改善に伴って知的機能は改善する[2]。

　次にこの事例の診断名である高齢期うつ病の特徴を共有した。若い時にうつ病を発症した場合と，高齢期の発症では症状が異なり，高齢期うつ病では基本的症状である意欲低下やうつ気分より，①記憶力の低下を訴え，②妄想，心気症状や焦燥が著しいという精神症状を呈し，③不眠，食欲不振，倦怠感，頭痛などの身体症状の訴えが多く，元々の身体疾患による訴えとの区別が難しいとされている。そのため高齢期うつ病評価尺度（GDS）は，身体疾患の症状とうつ病によるものと混同しないよう，身体的な愁訴を除外して作成されている[2]。

　さらに，神経内科医より説明を受けた認知症の発症頻度が高いうつとアパシーについて再検討し，認知症の関連について確認をした。アパシーは日常の活動や身の回りへの興味が低下し，他者への配慮がなく，成功や失敗に反応しな

くなる[3]。診察の途中の「もう私にはわからない」「どうしていいかわからない」と答えたことから、アパシーの特徴である苦痛や悩みがない、無関心であるという状態とは異なり、うつ症状の思考の途絶・意欲の低下と推察できた[2]。また、「迷惑ばかりかけている」「お金がないからここにいては迷惑がかかる」などの罪業妄想や貧困妄想から、高齢期うつ病の精神症状であるとあらためて確認することができた[3]。しかし、今後もうつとアパシーを踏まえ、入院中の社会生活や日常生活動作を継続して観察していく必要がある。

なお、左優位にシルビウス裂の拡大がみられ、進行性失語症の存在があると指導を受けたことで、ペットボトルの名詞や用途が言えない健忘失語や、言語の意味がわからない語義失語[4]、男性患者に「校長先生」と呼びかけるなどの錯語の背景をあらためて確認することができた。

## ◆看護計画の修正◆

①患者のペースや反応を見ながら、適切な物理的・心理的な距離を保つ。

②不安や焦燥、妄想に対して、安易に否定したり励まさない。

③低下したセルフケアへの支援には、説明や説得はせず、ケア介入時は短い言葉で支援内容を伝え、判断を求めない。

④概日リズムを整えるために、朝は起床を促し、昼間は日光のあたる場所に移動し、夜は良質な睡眠がとれるように環境を整備する。

⑤薬物療法の副作用を観察し、立ちくらみや転倒に配慮し、特に覚醒後の排泄時には急に立ち上がらないよう注意する。

⑥作業療法は表情がよく集中できているので、参画できる項目を探し、楽しい時間を確保する。

⑦関節可動域の障害には椅子からの立ち上がり訓練や、トイレまでの付き添い歩行、会話をしながら関節の屈伸を促すなどのリハビリテーションを行う。

⑧進行性失語症がみられるので、現実的ではない発話がある時には、否定や訂正は1回のみとし、会話内容が現実的ではないことを伝え、患者が伝えたい内容を予測して言語化する。また「はい・いいえ」で答えられるクローズドクエスチョンを用いる。

　この事例は精神疾患のうつ病の状況に加え，脳全般の萎縮がみられ，前頭葉症状の四肢の痙性や把握反射および進行性失語症があることの指導を受けた。高齢期うつ病と認知症を鑑別するためのアセスメントと，うつ病のケアに加えて認知機能低下への配慮が必要であること，失語症への対応，高齢期うつ病の特徴をチームで確認することができた。同時に海馬の萎縮が目立たないことから，作業療法の参加や日常生活技能を維持に向けた看護計画が立案することができた。今回の学びを通して，今後高齢期うつ病と認知症の区別や，併存している場合のケアに役立てたい。

引用・参考文献
1）藤瀬昇，池田学：うつ病と認知症との関連について．精神経誌，114（3），p.276-282，2017.
2）一般財団法人仁明会精神衛生研究所監修：老年精神医学 高齢患者の特徴を踏まえてケースの臨む．精神看護出版，p.164-167，2013.
3）三好功峰：大脳疾患の精神医学 神経精神医学からみえるもの．中山書店，p.63-65，2009.
4）前掲書3）．p.238-239.
5）Geerlings, M .I., Heijer, T.D. Koudstaal, P.J. et al：History of depression, depressive symptoms, and medial temporal lobe atrophy and the risk of Alzheimer's disease. Neurology, 7, p.1258-1264, 2008.
6）博野信次，森 悦朗，池尻義隆ほか：日本語版 Neuropsychiatric Inventory 痴呆の精神症状評価法の有用性の検討．脳と神経，49, p.266-271, 1997.

# この患者さんは本当に
# アルツハイマー型認知症なのだろうか？
## ―さまざまな可能性があるなかで認知症の原因疾患をどのようにとらえるのか

◆この事例の主なポイントや行ったことは……◆

☑ 患者の言動からアルツハイマー型認知症という診断への疑問を抱く

☑ 血管性認知症と神経変性による前頭側頭型認知症の可能性の理解

☑ 血管性認知症と前頭側頭型認知症の合併に即したケアの提供

## 事例の紹介

　　80歳代後半の男性。おとなしくやさしいが，頑固な性格でもあった。

　　結婚して2人の子どもをもうけた。妻と死別し9年間1人暮らしをしていた。肺炎で一般診療科に入院し，治療中にけいれん重積発作がみられ昏睡状態となった。頭部MRIでは心原性の小脳梗塞が認められたが，徐々に意識レベルは回復した。

　　点滴やチューブ類を自己抜去してしまうため，両手にミトンを装着したが，ベッド柵を乗り越え，大声で叫び，看護師にかみつくなどの不穏や興奮が継続し，昼夜逆転の状態となった。薬物療法により興奮状態はやや改善したが，物忘れが多くなり年齢も答えられなくなった。肺炎と小脳梗塞の治療終了後に，当院に転院となった。入院時のMMSEは13点／30点，HDS-Rは8点／30点，FAB（前頭葉機能検査）が6点／18点で，アルツハイマー型認知症と診断された。

　　運動麻痺は認められなかったが，ふらつきが顕著なために車イスを使用したところ，立ち上がり1人で歩こうとして転倒する場面が多々みられた。また，ナースステーションのドアを激しく叩き，中に入って来て帰宅要求を頻回に訴え，説明すると興奮や易怒性が増強した。食事を強く拒否して不食が継続し，連日補液が必要な状況であった。

　　明確な目的をもってナースステーションを訪れ，納得ができず何度も帰宅要求をするその言動は，アルツハイマー型認知症の中核症状である記憶障害や見当識障害，周辺症状としての強い焦燥に伴う帰宅要求とは違う印象があった。また，看護師の説明が腑に落ちないため，興奮や易怒性が高まっていると感じた。

## 神経内科医にコンサルテーションを依頼した動機

アルツハイマー型認知症と診断されているが，呈する症状がこれまで経験していた中核症状や周辺症状と照合できない。

 **神経内科医からの情報提供**

　海馬の萎縮は目立たないが，両側の側頭葉前部の萎縮が目立ち，両側の側脳室前角周囲に虚血性の変化が認められる。左前頭葉の水腫を認め，過去に頭部外傷から慢性硬膜下血腫を生じ，水腫に変化していると推察できる。前頭葉を中心とした虚血性の変化により，前頭葉や側頭葉の前部が萎縮した可能性はあるが，側頭葉前部の萎縮が著明であるので，神経変性により生じた可能性も否定できない。血管性認知症と神経変性による前頭側頭型認知症の可能性あるいは両者の合併の可能性がある。

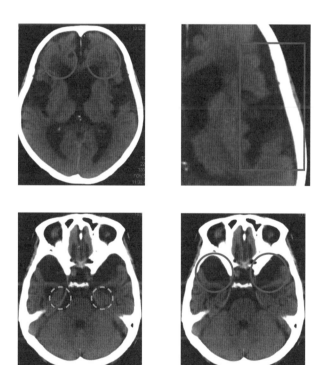

上段：前頭葉を中心とした虚血性の変化（丸の囲み）と左前頭葉の水腫（四角の囲み）。

下段：海馬の萎縮は目立たないが（点線の丸），側頭葉前部の萎縮が著明（丸の囲み）。

アルツハイマー型認知症と診断されていたので，当初は患者さんの言動を激しい周辺症状と捉え改善に向けた看護計画を立案・実行していた。しかし，神経内科医から，頭部CT画像で血管性認知症と神経変性による前頭側頭型認知症の可能性，あるいは両者の合併の可能性があると指導を受け，チームで症状をあらためてアセスメントした。

## 当初アルツハイマー型認知症と捉えていた背景

一般診療科での治療中にチューブ類の自己抜去やベッド柵を乗り越え，易怒性や興奮が顕著で昼夜逆転がみられたのは，せん妄状態であったと考えた[1]。興奮状態が軽減した後に記憶障害がみられ，自宅退院が困難となって転院となった経緯は，日常生活や社会生活は自立しており，本人も周囲も気づかなかったが軽度認知障害（MCI）の状態であり[2]，肺炎や小脳梗塞の治療によって一気に認知症に進行したと捉えていたと共有した。また，説明しても1人で歩行して転倒し，執拗に訴える帰宅願望や不食などは，アルツハイマー型認知症の中核症状や周辺症状と捉えていた。

## 血管性認知症と前頭側頭型認知症をアセスメントする

神経内科医のコンサルテーションをもとに，興奮や易怒性などは前頭葉の萎縮による脱抑制と推論し，アルツハイマー型認知症の周辺症状と区別した。転倒の危険性があるが1人で歩行しようとするのは，小脳梗塞の発症により体幹バランスの障害に慣れていないことや，入院や治療という束縛的な環境に適応できないためと思われた。海馬の萎縮が顕著でないことから，本人の意思で帰宅を希望したが，「退院されると1人で生活しないといけないので，いまはまだその時期ではないです」などの説明に対して，「否定されている，馬鹿にされている」と受け止めたのではないかと推察した。そして興奮や易怒性などが，前頭側頭型認知症の人格の変化や社会性の欠如と推察すべきかを話し合った。

ナースステーションのドアを激しく叩き，必死な様相で帰宅要求を訴える際に，退院できない理由を説明するとさらに増強したが，場所を変えて話を聞き，故郷が掲載されている雑誌を一緒に見ると，「家は残っていないけど，田んぼと山はある」，「芋をつくっていた」と昔話をして笑顔がみられた。これらのことから，前頭側頭型認知症の特徴である，常同的で衝動のコントロールができず，易怒的でモリア（ふざけ症）といわれる無分別な行動ではないと捉えた[3]。そこで，

脳血管障害による感情（調節）障害による易刺激性や衝動性，病前性格の尖鋭化などが関与していると推察した[3]。また，不食はうつ状態が関与しているのではないかと考えた。水腫の形成や加齢に伴って転倒や頭部を物にぶつける行動もあったものと思われる。脳血管障害が確認できていることから，今後はさらに頭部打撲や転倒のリスクが高く，慢性硬膜下血腫を予防していく必要がある。

## ◆ 看護計画の修正 ◆

### 車イスのセーフティベルトの排除

　ふらつきがあるために車イスを使用してセーフティベルトを着用したが，すり抜けて独歩で歩行する。セーフティベルトは使用せず，作業療法で棒体操や足踏み訓練を継続し歩行の安定をはかる。

### 帰宅要求への対応

　故郷や好きだった時代劇，釣りの雑誌を一緒にみて会話をする。「散歩に一緒に行きましょう」と注意や意識を変化させて体を動かす。

### 点滴の抜去予防の身体拘束を解除

　食事を強く拒否し必要量が摂取できず，脳梗塞の再発予防に十分な水分補給が必要であり，補液は連日必要としたが，点滴中の身体拘束は避け，抜去した時点で再施行もしくは中止の判断を行う。

### 食事摂取ができる環境整備

　ざわつきのある食堂でセッティングすると立ち去るため，自室で準備する。強要はせず補食や水分補給を勧め，食べ物の温冷や分割食などの配慮する。本人の好む，故郷，時代劇や釣りなどを話題にして和やかな雰囲気をつくる。

### うつ状態や感情障害に対して安心できる環境の整備

　命令や敬語を省略した口調は避け，説得はせずにタイミングをずらし，意思決定を求めず，「一緒に着替えをしましょう」と端的に伝え，手順を毎回言語化して介入する。たとえば，排泄介助には「下着を下ろしましょう。便座に座りましょう」と言葉かけをして，本人ができることと援助が必要なことを見極める。
　活動性の拡大は図れなかったが，故郷の歌を歌い，時代劇や釣りの話題に楽し

そうに語り，退院調整によって6か月後に退院し，息子と同居できた。

◆ 事例を経験したことによる学び ◆

　脳血管障害による脳圧縮は時間とともに軽減し，認知症症状も軽減するケースがあり，再発予防により認知機能は保持されるとされている[3]。退院までの6か月間，脳梗塞やけいれんの再発作を予防することによって，脳梗塞による脳圧縮が軽減し，脳血管循環の改善が図れたと考える。そのことによって，作業療法に集中して取り組め，病棟生活に適応できたと推察する。海馬の萎縮が目立たない程度であり記憶の能力は保持されており，故郷や時代劇の会話が弾み，執拗な帰宅要求や易怒性が軽減できたと考える。また，血管性認知症の優位となる実行機能障害を鑑みて，セルフケア介入時は意思決定を求めず，一緒に行ったことから病棟内の日常生活がある程度行えたと推察する[4]。脱抑制との区別が困難であったが，興奮や易怒性，活動性の低下は，脳血管障害に伴う感情障害やうつ状態によるものととらえ，本人のペースを重要視したことから安定が図れたと推察する。

　認知症はアルツハイマー型認知症がもっとも頻度が高いが，血管性認知症，レビー小体型認知症，前頭側頭型認知症などの認知症があり，認知症看護は原因疾患を確認し，その特徴を踏まえたケアの提供が求められる。しかし，認知症看護の現場では，診断名と症状が照合できないケースに遭遇することはまれではない。今回の事例を通して，身体面，社会面，心理面から情報収集や解釈を行って看護判断し，当初の診断では説明できない現象を放置せず看護を構築していきたい。

引用・参考文献
1) 一般財団法人仁明会精神衛生研究所監修：老年精神医学 高齢患者の特徴を踏まえてケースの臨む，精神看護出版，p.19, 144, 2013.
2) 尾崎紀夫，三村將，村井俊哉：標準精神医学，医学書院，2020.
3) 日野原重明，井村裕夫：看護のための最新医学講座．認知症，中山書店，p.154-160, 2005.
4) 前掲書1），p.188-191.
5) 池田学：認知症．高次脳機能研究，29, p.222-228, 2009.
6) 猪原匡史：血管性認知症．内科，129, p.1269-1272, 2022.

## 認知症原因疾患の推論をチームで取り組む

　私は認知症病棟で師長の役割を担っている。認知症中期に至り多様な周辺症状を呈し，在宅や介護施設で対応困難になった患者を受け入れ，早期に改善して元の住まいに戻っていただくことをめざしている。しかし，激しい周辺症状の薬物治療により認知機能や運動機能が低下し対応に苦慮するケースはまれではない。そこで，看護師の対応によって周辺症状の軽減をはかりたいと取り組んでいるが，診断名と合致しない言動にとまどい，ミスケアを提供していることが多々ある。

　神経内科医の指導によって，私たちの戸惑いやミスケアの背景を知ることができ，抱いていた違和感の解消やかかわり方の変化につながった。アルツハイマー型認知症患者さんが他者の物を触っているときに，声かけをすると一瞬手をとめ看護師のほうを見るが，ある患者さんは声かけをすると間髪入れずに暴言・暴力に至り，「本当にアルツハイマー型認知症なのか？」と疑問をもっていた。頭部CT画像から海馬の萎縮は目立たないが，前頭葉と側頭葉の萎縮がみられ前頭側頭型認知症の指導を受け，「そうだったのか！」と納得することができた。そして，前頭葉症状の脱抑制による暴言・暴力と知ることにより，「病態による症状」と受けとめ，スタッフはかかわりにおいて肩の力を抜くことができたと思う。

　当病棟では前頭側頭型認知症の指導を受けるケースが多く，認知症原因疾患では占める割合が低いとされているのに不思議に感じたが，神経内科からは「精神科病院には症状が軽度なアルツハイマー型認知症は入院しないでしょう」と助言を受け納得ができた。現在では，「もしかすると前頭側頭型認知症ではないか」と速やかに推論ができるようになった。

　頭部CT画像をとおして指導を受け，いままで知らなかった（気づかなかった）ことを知ることができ，驚きとともに面白さを感じている。また，患者さんの見方や対応に変化が出て，深みをもって考えられるようになってきている。

（田中小百合）

# ケース⑫

## くり返す誤嚥性肺炎……どうして？
## このケースの背景には何が隠れているの？
### —ワレンベルグ症候群からくる嚥下障害による誤嚥性肺炎という観点

### ◆この事例の主なポイントや行ったことは……◆

☑ 不機嫌で拒絶的であるにもかかわらず，反応が鈍いという様子からアルツハイマー型認知症という診断に疑問をもつ

☑ 脳血管障害による感情障害，側頭葉てんかん症状の関与を推察した

☑ ワレンベルグ症候群からくる嚥下障害の理解とケア

### 事例の紹介

　70代後半の男性。50代前半の時に緑内障から失明となり退職した。うつ状態となり自殺企図がみられ，他院に入院し治療を受けた。その後も，抗うつ薬の内服治療を継続していた。60代前半に誤嚥性肺炎で入院した際，拒否や興奮などせん妄症状がみられ頭部MRIを施行し，脳梗塞の診断を受けた。数年後に物音を苦にして天井に向かって交信するかのように独語を始め，妄想的・被害的となり近隣に頻繁な苦情などの迷惑行為が頻発したが，通院を拒否した。

　被害妄想や幻視などが増強し，妄想性障害やせん妄の疑いで当院に入院となった。60代前半に記銘力障害や見当識障害が顕著となり，HDS-R9点／30点でアルツハイマー型認知症と診断され当院への入院し，その後は入退院をくり返していた。入院中に肺炎をくり返して一般診療科に転院をしていたが，そのつど認知機能が増悪して帰院した。一時肺炎が安定した時期がみられたが，その後も肺炎をくり返し，点滴治療が長期化した。回復後も拒否，拒絶，拒食がみられ，点滴を要することがしばしばあった。

　他人の名前をあげて「自分は○○ではない」と否認し，空間に手を伸ばして引き寄せるような動きや独語がみられ，妄想や幻視，せん妄を疑った。また声かけに反応せず，不機嫌さが目立った。「不機嫌で拒絶的であるにもかかわらず，反応が鈍い」という様子に，アルツハイマー型認知症の周辺症状である無気力や抑うつとは異なるという印象をもったが，それでも顕著な周辺症状と捉えてケア提供を行っていた。また，口をモゴモゴさせ，右上下肢筋力低下と右下肢のぴくつき，眼振を認めた。

## 神経内科医にコンサルテーションを依頼した動機

不機嫌で拒絶的であるにもかかわらず，反応が鈍いといった様子にアルツハイマー型認知症との診断が当てはまらないのではないかという印象を抱いた。

### 神経内科医からの情報提供

　頭部CT画像では，海馬の萎縮は目立たないが，ラクナ梗塞が大脳深部白質に散在している。以前に発症した延髄梗塞によりワレンベルグ症候群（延髄外側症候群）を呈し，小脳失調により転倒をくり返し，慢性硬膜下血腫を複数回発症し，血腫が吸収されたことで，両側の硬膜下水腫が認められている。また，ワレンベルグ症候群による嚥下障害をきたし，誤嚥性肺炎をくり返している。さらに，一過性の不機嫌さや無反応，妄想や幻視，口をモグモグさせる（口部ジスキネジア）や四肢をピクピクさせる（ミオクローヌス）などの不随意運動などの症状から，側頭葉てんかんが生じていると判断でき，抗てんかん薬の投与が必要であると考える。なお，頭部CT画像では，海馬や角回を含む大脳萎縮は認められず，アルツハイマー型認知症としては典型的ではない。

### てんかんについて

　てんかんの診断には，まずは問診が大事である。問診により，①てんかん発作かどうか，そしててんかん発作であったならば，②発作型は何か（発作型の分類：焦点発作，全般発作，起始不明発作に分類される），加えて，③原因は「症候性発作」か，あるいはてんかんであれば症候群分類は何か（焦点てんかん，全般てんかん，全般焦点合併てんかん，分類不能てんかんの4つに分類される）との順に考察する。

### 患者や発作目撃者から得るべきてんかん発作の情報

　頻度状況と（光過敏などの）誘因，身体的・精神的症候や意識障害といった発作前・発作中の症状と持続時間。外傷・咬舌・尿失禁の有無，発作に引き続く症状，発作後の頭痛や筋肉痛，初発年齢，発作および発作型の変化・推移，最終発作，発作と覚醒・睡眠との関係を確認する。

　また，意識減損を伴う発作では患者本人からの正確な発作中の描写は不可能であるため，発作目撃者による発作に関する病歴聴取が非常に重要となる。ここでは，発作の頻度，患者の反応・手足の動き・開閉眼・眼球偏位・発声・顔色・呼吸・脈拍といった発作前・発作中

の詳細な状態 発作後の行動や状態の詳細を聴取する。スマートフォンなどで，発作の状態を撮影してもらうことも有用である。

**高齢者のてんかんの特徴**

　高齢者てんかんの30～40％は脳梗塞や脳出血などの脳血管障害後遺症により発症し，9～17％は認知症により発症する。特にアルツハイマー病でのてんかん発症率は比較的効率である。高齢者のてんかんを分類すると焦点てんかんが主であり，本邦において65歳以上で新規にてんかんを発症した患者の報告では，70％近くが側頭葉てんかんと診断をされており，ついで前頭葉てんかんが多い。

　側頭葉てんかんの発作は意識減損を伴う焦点発作が大半であり，時に全身けいれんに移行する。しかし，高齢者てんかんでは全身けいれんを伴わないことが多く，①動作停止，一点凝視，目の焦点があっていない，②口をモグモグさせ，ペチャペチャと音を立てる，手でまわりにあるものをまさぐるなどの無目的な行為である自動症などの症状が認められる。典型的な発作は，数分間持続した後さらに数分から数10分ほどかけて徐々に回復していく。このように，高齢者のてんかんは診断しにくく，動作停止や無反応のみの場合や，口部や手の運動が軽度でわかりにくい場合が多い。発作後にもうろう状態が遷延することも多く，数時間～数日間続くことも稀ではない。発作の自覚症状が乏しいことがあり，発作があってもまわりからみて明らかな異常と捉えられないことも多い。製薬会社などが発行している「高齢者てんかん症状チェックシート」などを利用すると便利である。

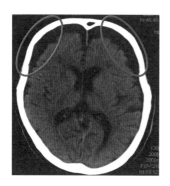 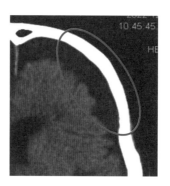

丸の囲みは転倒後に生じた両側の硬膜下水腫（右は拡大図）。

## ◆神経内科医からの情報提供の後の検討◆

### 顕著な周辺症状と捉え，ケア提供を行ってきたことについて

　対応困難な症状は，アルツハイマー型認知症の中核症状の記憶障害，見当識障害，実行機能障害と，全盲によって状況の理解が得られないこと，くり返す身体症状が加わっていたためと認識してきた。また，大声で怒鳴る，暴力をふるう，臥辱的，などをアルツハイマー型認知症の周辺症状として判断し，周辺症状改善のケア提供を行っていた。しかし，頭部CT画像からアルツハイマー型認知症は否定され，対応困難な症状は，脳血管障害による感情（調節）障害[1]と，側頭葉てんかん症状の関与が推察され，抗てんかん薬の確実な投与により経過を観察していくこととした。

### 側頭葉てんかんの特徴をチームで共有

　側頭葉てんかんは，①前駆症状として不快感や恐怖感がある，②一点を凝視して口をピチャピチャ動かし手をもぞもぞ動かす，③無意識下の時は反応が鈍い，④てんかん発作前後の性格の変化がみられる，④てんかん発作の前後に性格が変化する，⑤記憶力の低下がみられる，⑥幻覚や抑うつ状態を伴う，といったケースがある[2]。

　この患者さんが示す，口をもごもごさせる，右上下肢筋力低下と右下肢のぴくつき，眼振はてんかん発作の症状である。妄想や幻視を疑う言動や，声かけに反応せず不機嫌な状態もてんかん発作の症状の可能性が高く，鑑別が必要である。

### ワレンベルグ症候群による誤嚥性肺炎と小脳失調

　延髄の梗塞によるワレンベルグ症候群を呈して，嚥下障害による誤嚥性肺炎，小脳失調から転倒をくり返していたことを共有した[3]。

　なお，ワレンベルグ症候群は延髄の外側に血液を送る動脈（椎骨動脈や後下小脳動脈）が閉塞することで起こり，感覚障害，めまい，嚥下障害などが生じる。

## ◆看護計画の修正◆

### 激しい拒絶，怒声や暴力に遭遇した時のケア介入

①説明や説得は行わず，「きれいな青空ですよ」と注意機能の転換をはかる。
②ケア提供は「決められた時間」から，「患者が受け入れられるタイミング」を重

視する。

## てんかん発作の観察とケア介入
①患者の反応，手足の動き，開閉眼・眼球偏位，発声，顔色，呼吸，脈拍などを観察する。
②発作症状をアセスメントしたときは，ケア介入のタイミングをずらし，発作に伴う不安や不快感の軽減をはかる。
③抗てんかん薬の確実な投与のため，内服が困難な場合は点滴が中心となっていたが，血管確保が困難であり時間をずらし確実な1日2回の内服を行う。
④発作と認めたときの転落防止，誤嚥の防止などの安全管理。

## 誤嚥性肺炎の予防
①食事時はギャッジアップして，食事介助時は患者の横や上からスプーンを運ばない。
②口に入れる食事の量とスピードの見極め。
③適切なスプーンの選択。
④何度も口唇にスプーンを触れない。
⑤嚥下したことを確認してから次の食事を口に入れる。

## 転倒予防のケア
①転倒転落のスコア評価をチームで共有する。
②1人でベッドから降りないよう説明する。
③作業療法士とともに転倒予防の筋力トレーニングを取り入れる。

### ◆事例を経験したことによる学び◆

　顕著な周辺症状の改善が図れないことや，誤嚥性肺炎をくり返してきたのが不十分なケアによるものではないかとチームは自責感と陰性感情を抱いていた。頭部CT画像検査でアルツハイマー型認知症が否定され，周辺症状ではなく側頭葉てんかんや脳血管障害に伴う感情障害の関与や，ワレンベルグ症候群によって誤嚥性肺炎をくり返してきたことを知って，私たちは納得とともに安堵した。こうした検討を経て，てんかん症状・誤嚥性肺炎・転倒予防のケア修正ができた。
　また，高齢者てんかんは全身けいれんを伴わないことが多く，無反応のみや，

口部や手の運動が軽度でわかりにくい場合が多く判断が難しい。てんかん発作は，脳神経細胞の異常で局所的な電気活動が原因であり，脳の萎縮を呈する認知症では異常な電気活動を抑制する神経細胞も脱落しており，抑制が困難となるために，てんかん発作が生じやすく，高齢者ではけいれん発作を伴わないことも多いことを学習した。

引用・参考文献
1) 一般財団法人仁明会精神衛生研究所監修：老年精神医学 高齢患者の特徴を踏まえてケースの臨む. 精神看護出版, p.190, 2013.
2) 馬場元毅：絵でみる脳と神経 しくみと脳のメカニズム第4版. 医学書院, p.105, 2017.
3) 前掲書2), p.181.
4) 森本耕平, 松本理器：高齢発症てんかんと認知症. 老年内科, p.98-106,2021.
5) A. Tanaka, N. Akamatsu, T. Shouzaki, et al：Clinicacl characteristics and treatment responses in new onset epilepsy in the elderly. Seizure, 22, p.772-775, 2013.

## ケース⑬

# 難治性の統合失調症の陽性症状なのか？
# 側頭葉てんかんの症状なのか？
### ―両方の合併が生じているケースへの看護の提供

◆この事例の主なポイントや行ったことは……◆

- ☑ 側頭葉てんかんの基礎的知識の獲得
- ☑ 精神運動興奮や幻覚妄想と側頭葉てんかんの症状の相違点の共有
- ☑ 多彩な精神症状と側頭葉てんかんとの鑑別とそれに基づいたケアの提供

### 事例の紹介

　40歳代前半の男性，統合失調症。母親が死去し家族は弟のみとなった。入院費は振り込みされているが面会は一切ない。

　性格はおとなしく成績優秀で進学校に通っていた。高校生の時に突然叫び，田んぼに入り泥の中を転がるなどの奇異な行動や暴力行為がみられ，その後不登校となり中退した。統合失調症と診断され入退院をくり返していたが，母親が死亡して外来通院が中断し，入院となって5年が経過している。急に床に腹ばいになる，後方に身を投げて受傷する，突然暴力をふるい，意味なくにやにや笑う，女性の体を触るなどが継続した。クロザピンを含めたあらゆる薬物療法に対して症状の軽減がみられず，他院で電気けいれん療法（ECT：Electroconvulsive Therapy）を受けたが改善がみられず，隔離や抗精神病薬の頓服をくりかえしてきた。

　X年4月に突然うつ伏せに転倒し，意識レベルの低下，全身けいれんがはじめて目撃された。脳波検査では，右頭頂葉から側頭葉に棘波および鋭波を認め，側頭葉てんかんと診断され，抗けいれん剤（ベチラセタム）が投与された。頭部CT画像は以前と同様で目立った所見はなかった。

　長い経過をもつ統合失調症の患者さんで，多様な精神症状を呈し，あらゆる薬物療法や電気けいれん療法にも反応せず，ケア介入の方策が見つからなかった。

## 神経内科医にコンサルテーションを依頼した動機

側頭葉てんかんと統合失調症の症状をどのように分けて捉えるべきか，側頭葉てんかんの治療により現在の症状が軽減する可能性はあるのか。

## 神経内科医からの情報提供

### Papez（パペッツ）回路と感情

　側頭葉てんかんの精神症状としての不機嫌，興奮・攻撃性などはよく知られており，また治療の難しい症例が存在する。この事例も統合失調症と診断をされており，けいれんなどの発作はそれまで目撃されていなかったことから，X年4月までてんかんの診断はされていなかった。この事例が示す症状が，てんかんによる精神症状のみなのか，統合失調症にてんかんを合併しているのかの診断は困難であるが，意識障害を伴う全身性のけいれんと側頭葉に陽性棘波を示す脳波異常を認めたことから，側頭葉てんかんが合併していることは確かだと考える。

　側頭葉てんかんの脳波検査では，発作の焦点が側頭葉の内側部にある場合には，通常認められる陰性棘波ではなく，陽性棘波を認めることがある。これはてんかんの焦点が，側頭葉，特に海馬・扁桃体から起始することを意味し，辺縁系が病変部位となる。宮坂は，側頭葉の辺縁系が関与しているてんかんでは，情動障害が多いとして，社会的な適応障害が認められやすいとしている[1]。

　海馬や扁桃体は大脳辺縁系の構成要素であり，Papez回路と呼ばれる〈海馬→脳弓→乳頭体→視床前核→帯状回→海馬傍回→海馬〉という閉鎖回路および扁桃体から形成されている（図1）。大脳辺縁系は，感情を抑制する働きをしているといわれており，その障害により感情が解き放たれる可能性がある。なお，健忘を起こす脳の部位のほとんどがPapez回路に含まれている。

　Yakovlev（ヤコブレフ）回路という扁桃体を中心とした回路もある。この回路は，情動や感情に関係する神経ネットワークとして知られている。嬉しい，楽しい，悲しいのような情動に関する記憶は，昔のことでもよく憶えている。海馬と扁桃体は隣どうしにある部位で，お互いに密接に関係し，Yakovlev回路とPapez回路が相互作用することで，感情的な記憶がよく記憶されるのではないかと考えられる。

　一般的に側頭葉てんかんの画像では，海馬硬化が認められることがある。海馬硬化は，神経細胞の脱落とそれに伴う神経膠細胞の増生（グリオーシス）を特徴としており，頭部CT

## 神経内科医からの情報提供

では，海馬の萎縮ではなくむしろ腫大に見えることもある。頭部MRIでは，T2強調画像や FLAIR（Fluid Attenuated Inversion Recovery）画像では高信号に見える。SPECT（Single Photon Emission Computed Tomography）による脳血流検査では，発作中は脳血流の上昇が，発作を起こしていない時には低下が認められる。

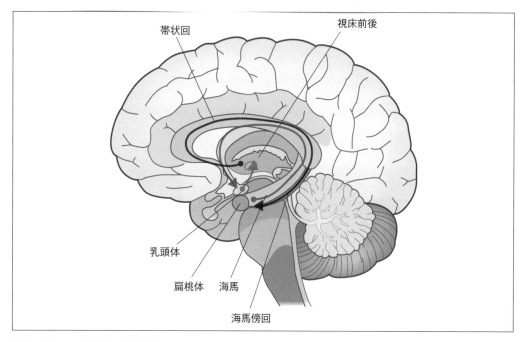

図1　Papez（パペッツ）回路

## ◆神経内科医からの情報提供の後の検討◆

### 精神症状を再度評価する

　陽性症状としての精神運動興奮や幻覚妄想などが側頭葉てんかんの症状と区別できず，これまでけいれん発作が認められなかった経緯から，てんかんをアセスメントすることがなかった。神経内科医の指導を受けて，精神症状簡易精神症状評価尺度（BPRS）を用いて精神症状をあらためて評価した[2]。BPRSの18項目のうち，最重度が6項目，重度が4項目，やや重度が2項目，軽度が1項目，ごく経

**表1　治療抵抗性（難治性）統合失調症の定義[2]**

| |
|---|
| ア．BPRSの陽性症状18評価項目のうち2〜4項目以上に，7段階評価の中等度から重症が持続。 |
| イ．BPRS総得点が45点以上。 |
| ウ．社会的・職業的能力の改善が5年間以上ない。 |
| エ．過去5年間に3回以上の適切な薬物療法で症状の大きな改善がない。 |

度が5項目であった。

　最重度は「心気症・情緒的引きこもり・概念の統合障害・衒奇症と不自然な姿勢・幻覚による行動・不自然な思考内容」の項目で，重度は「誇大性・敵意・非協力性・情動の平板化」の項目があげられた。総得点は87点であった。

　また，治療抵抗性（難治性）統合失調症の定義に沿って評価した（表1）。社会的・職業的能力の改善が5年間以上なく，過去5年間に3回以上の適切な薬物療法で症状の改善がみられず難治性統合失調症の評価を満たしていた。統合失調症の症状は，陽性症状・陰性症状・解体症状（不統合症状）より構成されており，慢性期になると陰性症状と解体症状が優位となるが[3]，BPRSは陰性・解体症状にとどまらず，陽性症状も多く評価できた。しかし，突発的に表出される症状も確認でき，側頭葉てんかんの症状と類似していることがわかった。

## 側頭葉てんかんの症状を共有する

　側頭葉てんかんは一連の流れがある。①前駆症状として，こみ上げるような不快感，気が遠くなりそうな感じ，恐怖感がある。②突然動きが止まり一点を凝視し，口をピチャピチャ動かしたり手をもぞもぞ動かす。③無意識で動いているため，たとえばアイロンに触れても，横断歩道を歩いていても本人は自覚していない。④てんかん発作の前後に性格が変化するケースがある。⑤記憶力の低下がみられるケースもある（近時記憶の障害）。⑥幻覚や抑うつ状態を伴うケースがある[4]。

## 統合失調症と側頭葉てんかんの類似点を検討する（表2）

　突然，自らの身体を保護することなしに転倒する行為に違和感をもっていた。これは突然動きを止め一点を凝視する側頭葉てんかんの発作と関連していたのではないか。床に寝そべっているときに声かけをすると，拒否や興奮を示すのではなく，焦点が合っていない表情や，ニヤニヤ笑いをするのは，これまで看護介入を拒否していると認識してきたが，てんかん発作による意識消失やてんかん発作の前後の性格の変化，幻覚や抑うつ状態が関連していた可能性がある。

　職員や他患者に暴力をふるった背景は，普段の生活からは不可解であったが，

表2　このケースが呈していた症状を統合失調症症状と側頭葉てんかん症状で比較

| 統合失調症の症状 | 側頭葉てんかんの症状 |
| --- | --- |
| 急に床に寝そべったり，後方へ転倒することを，陽性症状による奇異な行動と判断 | 自己防衛がなく縫合処置を必要とする経緯は，発作による無意識状態の行動と推論 |
| 突然の職員や他患者への暴力行為は陽性症状と判断 | 前駆症状に伴う不快感や恐怖感による症状と推論 |
| 女性の体を触るなどの性的逸脱行動を，解体症状と判断 | 前駆症状に伴う不快感や恐怖感があり，身近な人（特に異性である女性）にすがっていた，あるいは助けを求めていたと推論 |
| 意思疎通の困難さを，陰性症状・解体症状と判断 | 発作に伴う幻覚や抑うつ状態や記憶障害が関与と推論 |
| 常同行為や固執的な思考を解体症状と判断 | 発作に伴う幻覚や抑うつ状態や記憶障害が関与と推論 |

前駆症状としての不快感や恐怖感が，大声を発する，暴言を吐く，暴力をふるう，女性の体を触るなどの行為を引き起こしていたのではないかと考えられる。患者さん本人がとまどっていた様子をみせていたのも，こうした行為がてんかん発作の無意識下に行われていたからだと考えられる。

　また，普段の会話では，中学・高校生時代のことを穏やかに話す場面もあり，高校のときの暴力行為などは，統合失調症発症の症状であったのか，側頭葉てんかんがすでに発症していたのかは不明である。てんかん発作が高校時代から発症していたならば，未治療でもありその後の認知機能にも影響があった可能性がある。難解な数学の方程式を集中して書き出した後は，興奮して，「この病院は自分が買い取った」などの誇大妄想が出現することもあり，てんかん発作が出現していた可能性もある。

## ◆ 看護計画の修正 ◆

　精神症状と側頭葉てんかんの鑑別を基に，頓服薬や隔離は容易に行わないなどに注意しつつ，以下のような側頭葉てんかんのケアを行った。

### 側頭葉てんかんのケア
#### ①発作症状の発現時間の観察と記録
　意識障害の有無と持続時間，患者の反応，手足の動き，開閉眼・眼球偏位，発声，顔色，呼吸，脈拍などの発作前・発作中の詳細な状態，発作後の行動や状態。

②前駆症状を観察する

突然の職員や他患者への暴力行為，女性の体を触るなどの性的逸脱行動の状況，大声を発する，常同行動など。

③発作後の言動の観察

意思疎通の困難さ，ぼんやりしている，ニヤニヤ笑うなど。

④転倒などによりが自身や周りに怪我をさせないような安全の確保

ベッドの高さの調整，不要なものを周囲に置かない，患者さんの動きをスタッフが共有する。

⑤発作による不安や不快感への介入時

四肢を押さえつけたり抑制は避ける，多人数で取り囲まず，問いかけは避ける。


## 抗てんかん薬の効果の評価

### ①認知機能

会話が成立しているか，問いかけに反応できるか，要望が伝えられるか，アクティビティ・ケアの参加状況，自分の思いが表出できるか，家族の話題がみられるかなどについて観察。

### ②日常生活能力

洗面，着替え，入浴，排せつ，食事，服薬などの状況の変化について観察。

### ③対人関係能力

特定の人だけでなく対人交流が保てるようになったのか，他者の考えや感情を推し量れることができるのか，など。


## ◆事例を経験したことによる学び◆

多様な精神症状に違和感を抱いてきにもかかわらず，診断名である統合失調症を疑問視した臨床推論ができなかったのは，診断名に沿ってアセスメントしケア介入を行うという長年の経緯から，違和感や疑問視を風化させたのではないかと考える。側頭葉の辺縁系が関与しているてんかんでは，情動障害によって社会的な適応障害が認められやすいという神経内科医の指導により，側頭葉てんかんが診断された後も統合失調症との鑑別の困難さを実感している。

抗けいれん剤が投与され，疎通性が若干改善された感はあるが，意思疎通の困難さや床に寝そべるなどの行為は継続しており，統合失調症による症状なのか

てんかんによる症状なのかを鑑別することはいまだ困難である。しかし，数種類の抗精神病薬の投与やECT治療によっても，症状の改善がみられず，対応困難な対象でありケア介入のすべはないと考えていたが，けいれん発作が出現したこと，脳波異常を確認したことから，統合失調症ではあるものの側頭葉てんかんも関与していることを考慮することができた。頻回にみられた多彩な精神症状のなかには側頭葉てんかんに由来する部分もあるのではないかと推論することは，それ自体がケースを別の視点でとらえ直す機会でもあった。また，推論を基にしたケアの方向性の修正により，チームにはこの患者さんへの理解の仕方や向き合い方に変化が生じた。つまりこの患者さんが何を希望し，何を訴えているのかなど，表現したい思いを共有しようという方向性がチームに生まれた。ケア介入の手立てがなく，行き詰まりを感じていたが，今後のケースの展開に希望もみえてきている。

引用・参考文献
1) 宮坂佳幸：不機嫌，興奮・攻撃性を主症状とする側頭葉てんかんについて　脳波初見および社会性を中心に．東京医大誌, 53, p.571-578, 1995.
2) 宮田量治：BPRS 日本語版・評価マニュアル（Ver. 1），133.242.184.145/tokyo_kensa/BPRSmanual (ver.1.1) R1.pdf.
3) 一般財団法人仁明会精神衛生研究所監修：高齢患者の特徴を踏まえてケースの望む．精神科看護出版, p.25-26, 2013.
4) 馬場元毅：絵でみる脳と神経 しくみと脳のメカニズム第4版．医学書院. p.32-40, 2017.
5) 内野厚：精神症状を持つてんかん患者の社会適応について．東京医大誌, 50, p.1-12, 1992.
6) 前原健寿，田中洋次，青柳傑：最新の神経画像検査を用いた側頭葉てんかんの多機能画像診断・手術最新の神経画像検査を用いた側頭葉てんかんの多機能画像診断・手術．脳外誌, 21, p.712-720, 2012.

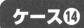

## 片頭痛を訴えるたびに甘味を要求するのは，
## 自己中心的な訴え？　認知症？
### —低血糖状態からくる片頭痛ととらえケアを提供する

◆ この事例の主なポイントや行ったことは……◆

☑ 認知症の合併という可能性の除外

☑ 頭痛の訴えの背景（血糖値の低下によるアドレナリンの分泌）への理解

☑ 「自己中心的な訴え」という認識を払拭したうえでのケアの修正

### 事例の紹介

70歳代前半の女性，統合失調症。元来，わがままで自己中心的な性格。

大学を中退後に結婚し子どもをもうけた。50代前半のときに胃腸炎を発症して不眠症となり，睡眠薬の投与を受けていた。50代後半に大腸がんとなり手術を受けた。

X-10年に意識消失で救急搬送されるが，原因は特定されず退院した。この頃から夫に対する被害妄想がみられ，放歌，暴言，拒食，妄想や幻聴が出現した。自宅で様子を見ていたが，物を壊す，服を切り刻む，夫が作った料理を外に投げ捨てるなどの行為がみられ，他院に入院し統合失調症と診断された。

頭痛を頻回に訴え，そのたびに甘いものを欲求する。時間帯や状況を考えずに執拗で妥協がない欲求をし，説明や譲歩に対して激しく怒ることがあった。

入院後は幻聴に支配された言動，たとえば，「○○さん（事例の氏名）がダメだと言っています」「どうしてそんなこと言うのですか」と，まるで2人が存在するかのように声色を変えて会話したり，罵倒しながら自分の頬を激しく何度も叩きつける場面が多々みられた。夫は日曜日にたくさんの菓子を持参するが，面会は一切しなかった。

患者の言動は高齢化統合失調症による認知機能低下や，解体症状による独善的で自己中心的な訴えなのか。

 **神経内科医からの情報提供**

　頭部CT画像では前頭葉や側頭葉の萎縮はみられるが年齢相応であり，海馬の萎縮もごく軽度である。器質的には，頭痛の原因となる所見はない。片頭痛の診断基準によると，片頭痛は，日常的な動作を含むなんらかの動作を行うと悪化し，睡眠をとることで軽減することが特徴的である。この事例では，既往歴として片頭痛があった。空腹により血糖値が低下することでアドレナリンが分泌され，血管が収縮し片頭痛が発症するが，甘味をとると血糖値が上昇し，血管の収縮が穏やかになり，次に続く血管の拡張が抑制され，片頭痛が予防できていたと思われる。

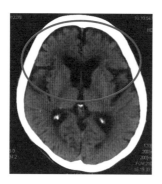 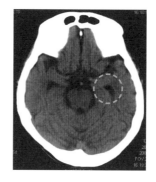

シルビウス裂を含む前頭葉（丸の囲み）の萎縮，海馬を含む側頭葉内側（点線の囲み）の萎縮はともに軽度。器質的には頭痛の原因となる所見はない。

アロディニア

　アロディニア（allodynia：異痛症）とは，通常では痛みを感じるほどでもない程度の軽い皮膚刺激でも，痛みとして感じる現象をいう。片頭痛が慢性化するに伴い，頻度が高くなる。初期には顔面のみに自覚し，眼鏡をかけるのがつらく感じたりするが，さらに慢性化すると，四肢・体幹に及ぶ。

## 神経内科医からの情報提供

### 低血糖による片頭痛

　低血糖になると中枢神経がブドウ糖欠乏を起こしてめまいや頭痛を起こすことがある。これは，低血糖によりアドレナリンが分泌され血管が収縮し，片頭痛の患者では血管拡張を誘発するためと考えられている。

　片頭痛は，頻度の高い神経疾患である（表1）。その病態生理についてはこの数十年来，多くの知見が明らかとなってきているが，いまだに発症メカニズムについては不明の点も多い。片頭痛は社会生活において著しく活動性を低下させる疾患であるにもかかわらず致命的な疾患ではないため軽視されがちであること，患者により起こる症状の組合せも重症度もさまざまであるため診断が正しくされていないことも多い。事例は精神疾患が並存していたことから，頭痛を訴えても正しく診断と治療がなされていなかった可能性があった。

　片頭痛の発生機序として，現在支持されているのは，三叉神経血管仮説である。Moskowitzは，三叉神経と頭蓋内血管，特に硬膜の血管との関係に注目し，三叉神経節由来の無髄C線維が硬膜の血管に分布していて，三叉神経を電気的あるいは化学的に刺激すると硬膜の血管に神経性炎症が生じることを示した。三叉神経血管仮説とは，硬膜の血管周囲の三叉神経の軸索になんらかの刺激が作用して，血管作動性ニューロペプチド（サブスタンスP〈SP〉，ニューロキニンA〈NKA〉，CGRP，など）が遊離され，神経性炎症（血管拡張，血漿蛋白の漏出，肥満細胞の脱顆粒）が生じ，三叉神経では順行性と逆行性の伝導が生じる。

　順行性伝導は三叉神経核から視床，大脳皮質に伝わり，痛みとして知覚される。一方，逆行性伝導は，末梢の三叉神経で血管作動性ニューロペプチドの遊離を助長するという説である。この仮説は，理解しやすい魅力的な仮説であるが，「なんらかの刺激」が何であるかについては依然としてあきらかではない。

　この事例は空腹などによって低血糖状態が生じ，脳の摂食中枢がそれを感知して空腹感を引き起こし，アドレナリンが分泌され，血糖値を上げようとする。アドレナリンの作用による血管の収縮が，血管作動性ニューロペプチドの漏出を招き，片頭痛を引き起していた。従って，甘いもの，事例では好物のジャムを摂ることで空腹感を抑え，片頭痛の発症を防いだことになる。

表1　片頭痛の診断基準[1]

| 前兆のない片頭痛 |
| --- |
| A. B～Dを満たす発作が5回以上ある |
| B. 頭痛発作の持続時間は4～72時間（未治療もしくは治療が無効の場合） |
| C. 頭痛は以下の4つの特徴の少なくとも2項目を満たす<br>①片側性<br>②拍動性<br>③中等度～重度の頭痛<br>④日常的な動作（歩行や階段昇降など）により頭痛が増悪する，あるいは頭痛のために日常的な動作を避ける |
| D. 頭痛発作中に少なくとも以下の1項目を満たす<br>①悪心または嘔吐（あるいはその両方）<br>②光過敏および音過敏 |
| E. ほかに最適なICHD-3の診断がない |

| 前兆のある片頭痛 |
| --- |
| A. BおよびCを満たす発作が2回以上ある |
| B. 以下の完全可逆性前兆症状が1つ以上ある<br>①視覚症状<br>②感覚症状<br>③言語症状<br>④運動症状<br>⑤脳幹症状<br>⑥網膜症状 |
| C. 以下の6つの特徴の少なくとも3項目を満たす<br>①少なくとも1つの前兆症状は5分以上かけて徐々に進展する<br>②2つ以上の前兆が引き続き生じる<br>③それぞれの前兆は5～60分持続する<br>④少なくとも1つの前兆症状は片側性である<br>⑤少なくとも1つの前兆症状は陽性症状である<br>⑥前兆に伴って，あるいは前兆出現後60分以内に頭痛が発現する |
| D. ほかに最適なICHD-3の診断がない |

## ◆神経内科医からの情報提供の後の検討◆

　頻回に頭痛を訴えて，そのたびにいちごジャムを執拗に要求することを，当初どのようにチームが受け止めていたかを振り返る。

　高齢の統合失調症患者は，解体症状が優位となり，常同症や感情がコントロール不能となる[1]。また，加齢による認知機能低下から現状認識がしづらくなる。チームは当初，頭痛の訴えは甘いものを欲求するための言い訳ではないかと受け止めていた。そして，甘味の過剰摂取による血糖値上昇や，要求を受け入れるとさらにエスカレートするのではないかと懸念していた。こうしたことから「○○さんのジャムは預かっていません」「これから申し送りの時間ですので，あとでお伺いしますね」「そんなにジャムばかり食べていると糖尿病になりますよ」などと，タイミングをずらしたり，理解を得ようと働きかけていた。看護師のこうした対応に対して患者さんは要求をくり返し，興奮状態となって看護師を罵倒し，事態を収拾することは困難であった。

　頭部CT画像では，前頭葉や側頭葉の萎縮はみられるが，年齢相応で海馬の萎縮も目立たないということから，想定していた認知症は合併していないことを確認した。高齢の統合失調症患者は認知機能の低下がみられても，認知症患者より

記憶能力や認知機能は高いとされていることから，看護師の対応を「自分の頭痛のつらさをわかってもらえない。否定されている」と受け止めていたと推察した。また，脳CT画像では頭痛の原因となる器質的な所見はなく，症状と既往歴から片頭痛を発症していると考えられ，その頻度は少なくないと指導を受け，片頭痛について共有した。

　片頭痛は長年にわたり頭痛発作をくり返し，発作は4～72時間持続し，痛みは日常的な動作により頭痛が悪化することが特徴的であり，患者さんの既往歴からも片頭痛を確認した。血糖値の低下によりアドレナリンが分泌され，血管が収縮して片頭痛を発症させていたとみられる。この事例では，これまで甘味により血管が拡張し頭痛軽減するということを体験してきたというアセスメントを共有した。

## ◆ 看護計画の修正 ◆

### ケア提供

　「自己中心的な訴え」という認識を払拭し，頭痛を自覚し軽減するための対処方法を求めていたことを共有して看護計画を修正した。「大丈夫です。頭痛はすぐに治まりますよ」と，安心感を得ようと説明や修正を行わずに，片頭痛緩和のケアとして，ペインスコア10段階をフェイススケールの視覚的刺激を活用して，頭痛を確認し，患者自身が客観視できるようにした。また，頭痛以外の症状を観察し，要求時は甘味の提供や，必要時は鎮痛剤を投与した。

### 看護計画修正の背景

　頭痛の程度を口頭で確認していたが，記憶からすぐに抜け去ってしまい，怒りや恐怖といった反応を引き起こしたと捉え，フェイススケールの視覚的刺激を活用した。「頭痛はどの程度ですか」と尋ね，患者さんがフェイススケールを示すことで，双方がその程度を確認することができた。「痛みが強くなっていますね。先ほどより軽くなっていますね」と対応すると，以前のように，「うるさい！」と怒鳴ったり，意味不明な大声を発し続けたりする場面が減少し，患者の頭痛の訴えや甘味の欲求は，1か月後に軽減した。

　フェイススケールの視覚的刺激が大脳辺縁系の偏桃体や帯状回に働きかけることで，社会的共感や他人との協調，行動調節，行動のモニタリング（自己の行動の結果生じた出来事の評価）などが，わずかであるが可能になったと考えた。ま

た海馬では，知的作業や感覚刺激で得た情報を長期記憶へと固定する。たとえば熱いものに触れたとき，海馬でその感覚刺激がいままでの経験と関連づけられ，記憶として大脳皮質の特定の部位にくり返し戻され，長期記憶が形成される[2]。

　この患者さんは海馬の萎縮は目立たないことから，フェイススケールに基づいた患者さん自身の言動や看護師の対応が，いままでの経験と関連づけられ，パターン化した行動を可能にしたと推察した[2]。

## ◆事例を経験したことによる学び◆

　頭部CT画像を通じて頭痛の原因となる巣症状（局所症状）を否定し，機能的頭痛を確認できたことで，高齢化統合失調症の認知機能低下や解体症状と踏まえた説明や説得などの介入は患者さんにとって不快な刺激となり，訴えを増強させるミスケアとなっていたことを振り返ることができた。

引用・参考文献
1）日本頭痛学会・国際頭痛分類委員会訳：国際頭痛分類第3版．医学書院, 2018.
2）大塚恒子：大脳辺縁系への働きかけによる認知症看護の有効性．仁明会精神医学研究15, 2018.
3）成瀬玉恵，立岡良久：これが片頭痛だ！これも片頭痛か？．総合診療, 28, p.185-188,2018.
4）一般財団法人仁明会精神衛生研究所監修：老年精神医学 高齢患者の特徴を踏まえてケースの臨む．精神看護出版, p.149-153, 2013.
5）馬場元毅：絵で見る脳と神経 しくみと障害のメカニズム 第4版．医学書院, p.144-149, 2017.

# 意識レベルの低下で転院後，全盲となり帰院……
## ケアの手立てが見出せない
**―統合失調症にPRESを合併したケース**

### ◆この事例の主なポイントや行ったことは……◆

☑ PRES（可逆性後頭葉白質脳症）について情報の共有

☑ 脳梗塞の再発防止を含む視力障害の回復をめざしたリハビリテーション

☑ 巣症状（局所症状）の理解による統合失調症へのケアとの区別

**事例の紹介**

　60代前半女性，統合失調症。20代前半に幻覚妄想を呈して統合失調症と診断を受けた。飛び降り自殺を企て，脊髄損傷により下半身麻痺と膀胱直腸障害が残存した。症状の再燃をくり返し，他院に頻回に入退院していた。X-17年に当院を受診してから20回以上の入退院をくり返している。退院後も定期的な通院は継続しているが，些細な刺激から不安が増強し，それに伴い幻聴や被害妄想が活発となり興奮状態となる。さらに身体愁訴も増え頻繁に救急要請し，病状は不安定であった。ヘルパーの24時間対応を整備していたが，不安が強まり飲水量が4Lを越えて電解質異常を呈し，強い不穏状態から再入院となった。

　入院後も不食が続いていたが，水分は飲用していた。排便がないことに固執し下剤を強く希望し，排便がみられても下剤の服用を止めなかった。入院5日後に意識レベルが低下し，瞳孔散大，対光反射が微弱で一般科病院へ転院となった。入院当初の血液所見は，ナトリウム（Na）123mEq／L（基準値138～146），クロール（Cl）78mEq／L（基準値99～109），カリウム（K）3.2mEq／L（基準値3.6～4.9），尿素窒素（BUN）3.5mg／dL（基準値8.0～20.0）であったが，搬送時にはNa107，Cl I72mEq／L，K1.6mEq／L，BUN3.6mg／dLであり，NaとKの低下が著明であり，電解質異常による意識障害と診断をされた。

　転院先では原因は水中毒と診断され，電解質はその日のうちに基準値内まで補正され，輸血の施行によって徐々に意識レベルが回復した。しかし，意識障害と視野障害が残り，頭部MRIでは両側後頭葉に異常所見が認められ，輸液後による急激な電解質補正がされていることから，可逆性後頭葉白質脳症（PRES：Posterior Reversible Encephalopathy Syndrome）と診断された。

## 神経内科医にコンサルテーションを依頼した動機

一般科に転院し治療を受けて帰院したが，皮質盲となる。声かけにオウム返しをするが疎通は不良である。適切なケア提供方法が見いだせない。

 **神経内科医からの情報提供**

　治療の経過と頭部MRIおよびCTの所見からPRESと診断された事例。光刺激は網膜には入るため対光反射は認められているが，網膜に映ったものを判別できない状態であることから，両側の後頭葉に病変があることも考慮して，皮質盲と診断をした。皮質盲は，視覚野に何かがあることは認知できるが，それが何であるのかを認識できていない状態であり，両側後頭葉皮質の障害により生じ，さまざまな病態で生じえる。この事例では，本来は可逆的変化であるPRESにより両側後頭葉の梗塞が生じたため，皮質盲となったと考える。今後，血管から漏れた血液成分による浮腫が少しずつ吸収されていくことで機能が回復し，視力を回復する可能性があると考えた。しかし，1か月後の診察により，頭部CT画像では出血性脳梗塞が生じており，不可逆的な脳障害が生じていた。

　なおPRESは，高血圧性脳症，子癇（妊娠20週以降に初めて起こるけいれん発作），免疫抑制剤の使用などを背景として，多くは後頭部を中心とした可逆性の脳症であるので，症状は改善するのに対して，この事例では，出血性脳梗塞を起こしたことにより後遺症が残ったことがPRESとしては非典型的である。

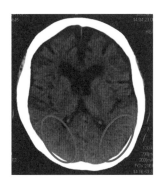
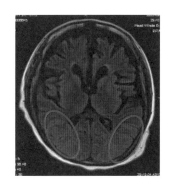

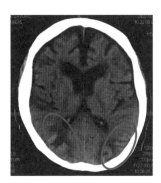
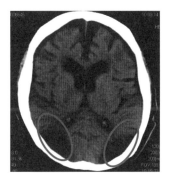

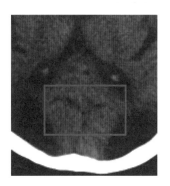

上段：発症当日のCT画像（左）と3週間後のMRI（右）。丸で囲んだ部分に両側後頭葉の浮
　　　腫が認められる。

中段：発症5週間後（左）と7週間後（右）のCT画像。両側後頭葉に出血性梗塞が認められ
　　　（左），陳旧性の梗塞（右）となっている。

下段：四角で囲んだ部分は一次視覚野の中心である鳥距溝（発症後7週間後のCT画像）。

## PRESについて情報の共有

　PRESは1996年に提唱された疾患概念である[1]。皮質下白質を中心とする可逆性の血管原性浮腫により，痙攣や頭痛，視覚異常，脳症などの急性神経症候を呈する症候群である[1]。可逆性のことが多く，通常は2週間以内で消失するが，血管原性浮腫とそれに伴う血管の攣縮により，脳出血や脳梗塞などの不可逆的な脳障害を生じて，片麻痺や失調，不随運動などの神経学的後遺症を呈することもある[1]。症例の50～70%で高血圧を伴うが，正常血圧やアナフィラキシーなどの血管原性のショックでも生じる場合がある。事例の血圧は低かったが，高血圧の症例より正常から軽度高血圧の症例のほうが，脳浮腫が大きいとされている[1]。

　このケースでは，会話はできるがつじつまが合わず，眼前に手をかざしても反応がなかった。視力障害の回復をめざしたリハビリテーションの内容として，「目が見えない」と訴えるが，統合失調症の解体症状や認知機能障害から視力障害に基づく生活のしづらさを本人が認識できていないので，認知可能な働きかけの検討が必要である。また，統合失調症の精神症状のコントロールが難しく，脊髄損傷に加えて視力障害の身体的ハンディを踏まえた日常生活方法を，患者さんや家族に伝えていくことが必要である。

## 脳梗塞の再発防止

　意識障害の有無，瞳孔の評価，麻痺の有無，血圧管理，体温・呼吸管理，イン・アウトバランスの管理を行う。

## 視力回復へのリハビリテーション

　いままで行ってきたセルフケアの継続を支援する。タオルで顔を拭く，整髪，食事の自己摂取など視力障害を踏まえて工夫し，現在獲得している日常生活技能を維持し，依存的になり自立度が低下することを防ぐ。

## 作業療法士との連携

　集団での作業療法ではなく個別での作業療法を，作業療法士と連携して企画す

る。手の運動やアロマでのマッサージ，音楽鑑賞，会話を中心としたゲームなど
を提供する。

## 精神症状のアセスメント

　拒食，「意識がなかった」「暑い」「寒い」「かゆい」など訴えが多く，気分の変
動も顕著である。統合失調症の陽性・陰性症状，解体症状をアセスメントシート
による評価し，電解質異常による精神症状，PRESの後遺症を鑑別する。

## 精神症状のコントロール

　「楽しむ」という作業療法を提供して陽性症状や解体症状を増強させない。趣
味の活動を情報収集し，視力障害があっても可能なプログラムを提供して，薬物
療法への過剰な期待を避ける。現状を説明して誤った認識を否定したり，協力を
得るための説得は避け，患者ができていることをフィードバックして，「お待た
せしました」「1人にしてしまってすみません」などの快刺激を提供する。

## 血清電解質の補正

　Na, Clは経口を優先して点滴による急激な補正は控える。

　その後の経過として，患者さんは手に添えて介助するケアの大半を受け入れ，
質問や説明に不機嫌ながらも応答する場面がみられた。不可逆的な視力障害が加
わり退院は困難と捉えていたが，「家に帰りたい」と表現し，多職種との連携を図
り，自宅退院を果たすことができた。

### ◆事例を経験したことによる学び◆

　自殺企図から脊髄損傷の後遺症を残し，解体症状や認知機能障害を増幅させ，
独善的で偏執的な思考が修復できず，健康管理も逸脱してきた統合失調症患者に
対するケア介入の見直しを行った。それは，PRESという重大な合併症に遭遇し，
精神症状を優先してフィジカルアセスメントが不十分であった看護体制や，患者
が身体症状の認識や健康管理が未熟であった要因をあらためて検討する機会でも
あった。
　神経内科医によるコンサルテーションにより，巣症状（局所症状）を学んだこ
とから，PRESへのケアと脳の画像検査では所見がない本来の統合失調症のケア

と分類してケアの方法を検討することができた。長期にわたり入退院をくり返し，さらに視力障害が加わり，当初チームは自宅退院を考えられなかった。しかし「家に帰りたい」との患者さんの思いに触れ，目標を設定することができ多職種による連携がスタートできた。

　今回，PRESという症候群を初めて知ることとなったが，精神科病院においても水中毒などによる電解質異常を急激に補正したときや，高血圧の患者に降圧剤を使用することによっては発症の可能性があることを学んだ。脳血管障害の症状であるけいれんや頭痛，視覚異常，脳症などを想定しながら，PRESを推論し不可逆的な後遺症を制御するために，知識を深めるとともにコンサルテーションを受けるタイミングを見極められるようにしていきたい。

引用・参考文献
1）伊藤泰広, 河合真, 安田武司：Reversible posterior leukoencephalopathy syndrome（RPLS）／posterior reversible encephalopathy syndrome（PRES）をお忘れなく. 日集中医誌, p.480-484, 2008.
2）千葉厚郎：Reversible posterior leukoencephalopathy syndromeと薬物. 日内会誌, 96, p.1657-1663, 2007.
3）平山惠造, 田川皓一編, 志田堅四郎：皮質盲 脳卒中と神経心理学. 医学書院, p.298-301, 1997.
4）羽柴哲夫, 山田正信, 本郷卓, 宮原永治, 藤本康裕. 発症急性期にAnton症候群を呈した両側後頭葉梗塞の1例（t-PA時代における脳梗塞急性期診断のpit fall）. 脳卒中, 32, p.301-306, 2010.

軽度知的障害で妄想と拒否が強く
年齢的にもう退院のチャンスはないかもしれない
―「脳性麻痺による発達障害」という新たな着眼点をもち介入を再構築する

## ◆この事例の主なポイントや行ったことは……◆

☑ 「脳性麻痺による発達障害」という新たな着眼点
☑ 「社会脳の発育」という観点の獲得
☑ 軽度知的障害を踏まえた統合失調症のケアの展開

### 事例の紹介

　50代前半女性，統合失調症。脳性麻痺による左下肢の跛行がある。過去の記録に療育手帳がB1で，身体障害者手帳が3級。知能指数IQ＝67，精神年齢MA＝10歳8か月と記載されている。4か月間の1人暮らしの経験がある。

　出生後すぐ施設に預けられ，親戚に引きとられるが，幼少期には歩行困難なことでいじめにあった。地元の中学校を卒業したが，知的障害の程度に関して当時の担任は覚えていなかった。工場で働いたことがあったが，20代後半に統合失調症を発症して他院で入院治療を受け，幻覚妄想状態で当院に来院し，X-24年から13年間入院治療を受けた。X-15年時にグループホームを見学したが入所を拒否し，その後も知的障害者施設に体験外泊をしたが，他の利用者への悪影響を懸念され入所を拒否された。そこでデイケアの通所，訪問看護，介護訪問，地域包括支援を整備し，アパートでの1人暮らしを支援したが，4か月後に再入院した。再入院後はさまざまな妄想を訴え，通りがかりの患者に暴力を加えるなどがみられた。一方，やる気がなく1日中臥床して過ごし，身辺の整理整頓ができず，使用済みの尿取りパットを部屋に散乱させた。下剤への執着があり渡すまで執拗に訴え，物品にも固執して購入を執拗に要望した。

　「職員の○○が私の何千万円を盗った」「左足が切り取られて痛い！」「しんどいから話しかけるな。バカ」など妄想的な発言が多く退院支援は進まず，関係性が悪化していた。また，チームは激しい罵倒や拒絶に陰性感情を抱き，退院支援を諦めかけていたが，「いまを逃すと，年齢的に，もうチャンスはない」という思いもあった。

自己中心的で，気に入らないと他患者や職員を激しく罵倒する攻撃的な言動。そして激しい拒絶。その背景要因を理解しケアを再構築したい。

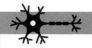 **神経内科医からの情報提供**

　頭部CT画像の所見は前頭葉内側面の萎縮がみられる。脳性麻痺による発達障害がみられ，加えて頭蓋骨の前方が厚く，前頭骨内板過骨症によるものと考えられる前頭葉の発達の未成熟があり，扁桃体，島皮質，側頭葉，側頭葉と頭頂葉の境界，帯状回，帯状回後部の関与が疑われる社会脳の発育に障害をきたしている。前頭葉に軽度であるが萎縮があり，衝動性，易怒性，粗暴行為は前頭葉症状としての脱抑制が考えられる。なお，左下肢の跛行は脳性麻痺によるものである。

### 社会脳の障害について

　社会は，個人や集団を含めたあらゆる人間関係を指しており，社会脳は，相手の言葉や行動から相手の意図を予測し，自己を他者が脳内でどのように表現しているかを考えることで，人間関係を円滑にし，社会的な協働生活を営むことを可能とする脳である。社会脳は，生育過程で，形成されていくため，適した環境で生育することも社会脳の健全な発育には必要である。

　小児神経・精神疾患児を診療する際，脳の成長（growth），成熟（maturation），発達（development）という生物学的観点から評価して，臨床診断を進めていくことが多い。特に，発達障害は神経心理学的に前頭葉の機能障害であることが理論仮説として提唱されている。社会性を担うヒトの神経基盤を社会脳（social brain）と呼ぶが，その解剖学的な部位は，扁桃体，島皮質，側頭葉，側頭葉と頭頂葉の境界，帯状回，帯状回後部など多様な脳領域に広がっている。このうち，前頭葉損傷患者で認められる社会的能力の障害としては，思ったことをそのまま言ったり，行動したりするため相手を傷つけたり，気分を害したりしてしまうことがあげられ，集団のなかで適応し社会生活を送ることが難しくなる。こうした社会脳の障害は，自分の言動を相手がどのように思うかを理解できない（気にしない）こと，衝動を制御できないことによる。こうしたことから，前頭葉損傷患者は，他者の意図を汲み取ることができずに，「空気を読む」ことができないため，円滑なコミュニケーションが営めなくなる。

## 神経内科医からの情報提供

　社会脳の障害は，後天的な外傷により生じることもあれば，今回の事例で示したように，脳性麻痺で生じることもある。脳性麻痺は1968年の厚生省脳性麻痺研究班の定義では，「受胎から新生児（生後4週以内）までの間に生じた，脳の非進行性病変に基づく永続的な，しかし変化しうる運動および姿勢の異常であり，その症状は満2歳までに発現する」とされている。しかし，脳性麻痺では発達あるいは発達の遅れに対して，適切な社会適応への対処がなされなかった時には，本来あるべき状態よりも社会的な適応がなされにくくなる可能性がある。今回の事例は，脳性麻痺と統合失調症が併発したことでより理解しにくい状態になった可能性がある。

　13年前に退院は，長期間の入院生活のなかで日常生活や対人関係などをパターン化したことにより安全が保障され，対人関係でトラブルが生じると保護されたこと，若いころにアルバイトをした経緯などから，コミュニケーションや地域生活は可能だと患者・医療者双方が判断したのではないか。ただ，社会性の確立が不十分であったために，デイケア通所，訪問看護や介護，生活に関与する人たちの対応は，それまで守られてきた対人交流からの拡大であり，それが患者さんにとって強いストレスとなったと考えられる。また，選択肢が増え意思決定が求められ，元々注意機能の幅も狭いために社会生活に対応できず恐怖となったと考えられる。そのため，少人数（1人）からかかわる環境づくりが必要である。

　脳の未発達があり精神状態が落ち着いたとしても，1人暮らしは困難である。また，行動制止や顔面にミオクローヌスがみられ，てんかん発作の可能性があるが，半年前の脳波の所見では明らかな発作波なく，気分安定の目的で投与されているデパケン800mgにより，てんかん発作は抑制されている可能性があるので，今後も観察が必要である。

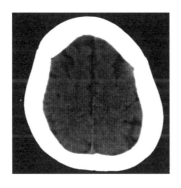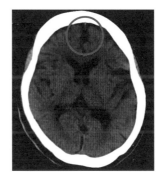

頭蓋骨全体，特に前頭骨の過骨が強く，前頭骨内板過骨症が示唆される（左）。
丸の囲みは前頭葉内側面の萎縮（右）。

　脳性麻痺，知能指数や精神年齢などの情報を知っていたにもかかわらず，統合失調症のアセスメントに終始していた。また，4か月間であるが1人暮らしができていたので，グループホームを活用した退院支援が適切であると認識し，今後も入院生活を強いることを避けたいと看護師側の思いを優先していた。退院への意欲がなく激しい拒絶や罵倒に対して，「なぜ，私たちの思いをわかってくれないのか」，「患者の言い分を受け入れて不機嫌にならないようにしたほうが楽ではないか」などのジレンマを抱いていた。

　しかし，1人暮らしは本人にとってハードルが高い目標であった。脳性麻痺による発達障害に注目してこなかったのは，中学を卒業して工場で就業してきたことから軽度知的障害の程度であろうと考え，また社会生活や対人関係の未熟さは統合失調症の解体症状だと捉えていたと振り返った。そこで，統合失調症と軽度知的障害の類似点を確認し，軽度知的障害を踏まえた統合失調症のケアについて見直した。

## 統合失調症と軽度知的障害との類似点の確認

　軽度知的障害の特徴は，①概念的領域，②社会的領域，③実用的領域における適応障害である。概念的領域では記憶，言語，読字，数量や時間などの概念を理解する能力の障害，社会的領域では対人コミュニケーションなどにおける能力の障害，実用的領域では日常生活における能力障害である[1]。

　①概念的領域の記憶，言語，読字，数量や時間など理解する能力障害は，統合失調症の認知機能の記憶，判断や計画する実行機能障害，見当識障害と類似している。②社会的領域の対人コミュニケーションの能力障害は，解体症状の注意散漫，偏執的（一方的）な思考，感情のコントロール不能，場に合わない会話や行動，自己能力の評価ミス，語彙の減少などと類似している[2]。③実用的領域の日常生活における能力障害は，陰性症状の自閉，感情鈍麻（平板化），自発性低下，嗜褥，日常生活動作の低下，認知機能の実行機能障害などと類似している。

## 軽度知的障害へのケアと統合失調症のケアの重なる点

　チームが共有していた統合失調症患者の行動特性は以下のとおりである。①一時にたくさんの課題に直面すると混乱する，②話や行動につながりがなく唐突である，③あいまいな状況が苦手，④その場にふさわしい態度がとれない，⑤形式にこだわり，融通がきかない，⑥慣れるのに時間がかかる，⑦状況の変化にもろ

い，特に不意打ちに弱い，⑧冗談が通じにくい，生真面目，⑨容易にくつろがない，常に緊張しているとされている。

　これらを踏まえ対応のポイントは，①はっきりと具体的に，くり返し，生活パターンをわかりやすいものにする，②必要なこと1つに絞り，余分なことを言わない，③本人の長所に目を向け，具体的にほめたり励ます，④手順の説明は一度にせず，段階を踏まえて確認しながら行う，⑤適当にとか，常識の線でなどの，状況にあわせて行う「など」を使わない，⑥やんわりと遠まわしに言うのは誤解を生みやすい，⑦注意はその時に，まとめて言わない，⑧悪化の前兆パターンを知る，⑨本人の焦りに引きずられない，⑩ステップアップの提案を忘れない，である[3]。

　一方，軽度知的障害は「記憶や計画，感情のコントロールなどが苦手であるが，支援があれば読字や金銭などを理解することができ，買い物や家事なども1人でできるようになる。コミュニケーションは未熟な部分があるがパターン化した会話は可能である」[1]ため，上述の統合失調症の対応と重なる部分があることを確認した。

　上述の軽度知的障害と統合失調症の類似点と踏まえ，下記のように看護ケアを修正した。比較のためにコンサルテーション以前のケアも併せて記載する。

## ◆看護計画の修正◆

### コンサルテーション以前の看護ケアについて
#### ①被害妄想による他者への暴言・暴力に対して
　脳—大脳辺縁系のドパミン回路の過活動によるので，距離をとって見守る場面と指導的にかかわる場面を配慮してきた。また解体症状の感情不安定に基づくストレス反応性の興奮なので，数分間で安定することが多いため，興奮や拒絶があったときは，集団から離して静かな部屋で過ごすように配慮してきた。
#### ②内服に対して
　退院を目指し自己管理を目標として，服薬時間には必ずナースステーションに来るように促し，服薬を意識づけてきた。
#### ③物品への固執
　数や量の認識や評価，見積もりができないことを配慮して，希望した時にストックの数・量を一緒に確認し，購入のタイミングではないことを指導してきた。
#### ④積極的なかかわり

解体症状や陰性症状が優位となっているので，概日リズムをつけ，日中の臥床や無為に働きかけ，自分でできることはパターン化してセルフケアを援助し，興味がもてるアクティビティ・ケア項目を探し日常化してきた。また，対応方法を統一して，叱責や強要をせず，失敗をさせないかかわり方をしてきた。

## コンサルテーション後に修正した看護ケア
### ①被害妄想による他者への暴言・暴力に対して
　暴力の理由を尋ね，いったんは気持ちを受け入れる。「あいつが足を切った」は，足の痛みなど身体的症状の表現方法が習得できていないと考えて，下肢をマッサージしながら「足は切られていないですよね。どこが痛いのですか」とかかわる。また，他者から暴言・暴力を受けた時の思いや感情を言語化するように促し，人への暴力行為はいけないことを伝えていく。また感情をコントロールする具体的な方法を指導する。

### ②内服に対して
　病棟では認知症やADLが低下した患者さんに対しては，食後座席まで配薬し，歩行ができる患者はナースステーションで受けとることをルールとしていた。ナースステーションに来ることを拒み配薬を求めるのは，歩行障害の増強による不自由さと受け止め，座席まで配薬する。ただし，概念的領域や実用的領域の向上を目指して，配薬後に飲み残しがないように一緒に確認をして，飲み残しなく内服できたときは評価し確実な服薬を目標とする。

### ③物品への固執
　本人と話し合い，シャンプーは使い切ってから購入する，病棟保管のタオルや尿取りパットの取り込みには，手元に必要な数を一緒に決めて，保管場所からとる数と回数を話し合い，状況を確認する。汚染した尿取りパットは，捨てる場所を提示して何度も伝える。概念的領域や実用的領域の日常生活能力の習得を目指す。

### ④積極的なかかわり
　社会的領域の対人コミュニケーション能力の習得，概念化領域や実用的領域の習得を目指し，ハンドマッサージを取り入れて，本人の好む香りやヘアスタイル，歌手や野球，若いころに行っていたバスケットボールやバレーなどの個別に話しをする時間をつくる。作業療法の参加を促し，できたところはフィードバックして体験から動機づけをするようにする。

　神経内科医の指導によって脳の形体や巣症状（局所症状）を知ることで，患者さんの生い立ちや脳性まひによる発達障害について見直すことができた。幼少期のいじめがあったとの情報から仲間との心理的距離を測れず，コミュニケーションが希薄で精神的な居場所を見つけられない環境にあったのではないか，発達障害が自身の苦痛を理解されやすい形で表出できず，相手につらさが伝わらなかったのではないか（もしくは自身の苦痛をうまく察知していなかったのではないか），独特の言い回しで表現するために敵意を抱かれてきたのではないかなど，患者さんの思いを知りたいと強く思った。同時に退院支援は患者さんにとって有益なことと考え，一方的なかかわりをしてきたことを反省した。

　神経内科医によるコンサルテーションは，疑問を抱かず看護師の考えを本人に押しつけてきたことを振り返る機会となり，患者さんの拒絶や暴言は必然的なことだったと受け止めることができた。身寄りのない患者さんが，寂しくてもつらくても自分の時間をどう生きていきたいかを考えることができるように，ゆっくりと患者さんにかかわっていく必要性を考える機会となった。

引用・参考文献
1) 尾崎紀夫，三村將，水野雅文，村井俊哉：標準精神医学第7版. 医学書院，p.374-376, 2020.
2) Liddle PF：The symptoms of chronic schizophrenia.A re-examination of the positive-nega-tive dichotomy. Br j Psychiatry, 151, p.145-151, 1987.
3) 昼田源四郎：統合失調症患者の行動特性 第三班. 金剛出版，p.45-92, 2020.
4) 齊之平一隆，石塚貴周，田畑健太郎：前頭葉機能障害を呈した前頭骨内板過骨症の1例. 九神精医，63, p.88-93, 2017.
5) 相原正男：社会脳の成長と発達. 認知神経科学，18, p.101-107, 2016.
6) 三村將：前頭葉の臨床神経心理学. 高次脳機能研究，36, p.163-169, 2016.
7) 山岸洋，村井俊哉：症例 Phineas Gage. 認知神経科学，23, p.109-114, 2022.

## ケース⑰

# 奇異な異食行為は
# 身体拘束によるストレス反応？
## ―施設・入院時のさまざまな症状は何が原因だったのか

### ◆この事例の主なポイントや行ったことは……◆

☑ 慢性硬膜下血腫による認知症症状を呈しているという着眼
☑ 前頭側頭型認知症に由来するクリューバー・ビューシー症候群の理解
☑ 口唇症状や異食への適切な看護の対応

### 事例の紹介

　60代後半女性，認知症の疑い。30代前半より精神科への通院歴や入院歴があるが，詳細は不明である。

　Aクリニックでうつ病で治療を受けていたが，タクシーの無賃乗車で警察に保護され，当院に入院し双極性障害と診断された。退院後，再びAクリニックで治療を受けていたが，社会生活や日常生活に支障がみられ，離婚した家族と疎遠のために施設に入所した。不潔行為や脱衣行為，職員や入所者とのトラブルが頻発し，日常的な徘徊により転倒をくり返し，対応困難となり認知症の疑いで再度当院に入院となった。

　入院時，簡単な返答はあるが会話は続かず，食事は手づかみで食べ，ふらつきが顕著であり，全身の打撲痕と全額部の発赤腫脹，左頭部の腫脹を確認し，以前の施設において頻回な転倒がくり返されたことが予測された。頭部CT画像で，左後頭部に皮下血腫と両側の慢性硬膜下血腫がみられたが，穿頭術は行わずに，保存療法が選択された。

　最近の転倒による強い頭部打撲から皮下血種が生じており，転倒をくり返すことによって新たな慢性硬膜下血腫や，多発軸索損傷などの脳内病変が生じることが推察された。ふらつきながら歩行するため転倒による頭部打撲が避けられず，身体拘束を優先したが，髪の毛を抜いて食べ，皮膚をかみちぎってさまざまな部位を出血させ，さらにオムツの異食行為などがみられた。

120

## 神経内科医にコンサルテーションを依頼した動機

転倒の危険があることから再転倒を予防するケアを提供していたが，異食・自傷行為などがみられるようになった。これはミスケアに由来する症状なのか。

### 神経内科医からの情報提供

　　入院40日目の頭部CT画像では，両側の硬膜下血腫の大半が吸収されていたが，側脳室の拡大と前頭葉と側頭葉の萎縮を確認した。慢性硬膜下血腫で短期間に脳萎縮が生じたとは考えられず，入院時には慢性硬膜下血腫により脳溝の拡大が不明瞭であったが，血腫が吸収されてから撮像された頭部CT画像の脳溝の拡大と前頭葉および側頭葉の前部の脳萎縮の存在から，前頭側頭型認知症を疑った。頻回な転倒は，危険に対する認識の低下から，異食は口唇傾向により生じている可能性がある（クリューバー・ビューシー症候群）。

　　入院当初の頭部CT画像（左）では，側脳室内の脳脊髄液と比較してやや高吸収を示す脳脊髄液が両側に認められ，慢性硬膜下血腫が存在していた。入院40日目の頭部CT画像（右）では，硬膜下血腫は吸収され，側脳室の拡大と前頭葉と側頭葉の前部萎縮が目立っている。

　　p.72で述べているように，前頭側頭葉変性症には，行動障害型と進行性失語症型があるが，このケースでは行動障害型であった。

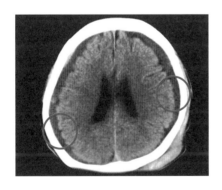
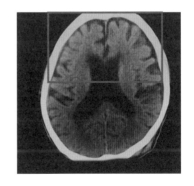

左の画像の丸の囲みは慢性硬膜下血種。右の画像は入院40日目のもの。

40日目には硬膜下血腫は吸収されて側脳室の拡大と前頭葉・側頭葉前部の萎縮が目立つ（四角の囲み）。

## コンサルテーション以前の看護の判断を振り返る①

　双極性障害から認知症への移行は，うつ病から認知症の発症の1.5倍とされており[1]，施設での不潔行為，脱衣行為や徘徊は，認知症を発症し周辺症状を呈していると捉えていた。

## コンサルテーション以前の看護の判断を振り返る②

　入院時の頭部CT画像により慢性硬膜下血腫が確認された。これは施設での頻回な顛倒から発症したと判断した。慢性硬膜下は，頭部外傷後の3週間以降に，頭蓋骨の下にある硬膜と脳の間に徐々に血液が貯留し血腫を形成する。血腫が増大し脳を圧迫することで，頭痛，物忘れ，意欲の低下，性格の変化，反応の低下，歩行障害，尿失禁，圧迫部位によっては中枢性麻痺などの症状をきたす。若年者では脳圧亢進症状が見られるが，高齢者の多くでは脳圧亢進症状は目立たず，認知症症状や片麻痺などで発症することが多い。

　したがって，双極性障害から認知症を発症したのではなく，このケースは慢性硬膜下血腫による認知症の症状と捉えた。なお，慢性硬膜下血腫は局所麻酔で比較的安全に手術が可能であり，手術後は速やかに認知症症状の改善がみられ，「治る認知症」と称される[2]。手術は血腫の量により選択される。入院後は頭部打撲を予防して，血腫の吸収促進を考え，身体拘束を優先していた。

## コンサルテーション後の看護の判断

　入院40日目の頭部CT画像から前頭側頭型認知症の可能性について指導を受け，異食行為はクリューバー・ビューシー症候群と捉えることができた[3]。

　奇異な行動は身体拘束によるストレス反応と受け止めて，拘束解除の時間を増やすために車イスへの離床や，日中は作業療法を導入して眠前まで塗り絵や折り紙などを取り入れ，睡眠時は拘束を解除したが異食行為は継続した。40日間という短期間に脳の萎縮が進行することは考えにくく，以前から萎縮が存在していたと推論し，施設や入院後のさまざまな症状は，前頭側頭型認知症の人格変化，脱抑制や常同症と捉えた[3]。つまり，興味や関心が著しく狭くなり常同的でワンパターンな生活様式となり，同じ行動を反復する徘徊によって頭部打撲の頻度が高くなり慢性硬膜下血腫を発症させたと考えられる。

　また，この患者さんは周囲を無視し自己中心的で衝動のコントロールができず，易怒的な人格変化により対人関係のトラブルが生じていた。さらに口唇傾向

により，何でも口に入れる異食行為のクリューバー・ビューシー症候群を呈していた。このことから，身体拘束で予防することは不適切であり，環境の調整でこれらを予防することとした。

## 口唇症状や異食への対応

①ミトン型手袋は使用せず，拾い食いができないよう環境の整備と不要な物を置かないように整備する。

②口腔ケアや手指を清潔にして感染を予防する。

③食べ物の種類や硬さを配慮し，誤嚥や窒息を予防する。

④1つのことに固執する常同行動，人真似をする被影響性の特徴を活かし，可視化して単純でわかりやすい種目を用いてアクティビティ・ケアを行い，注意力を転換する。折り紙，体操，歌を口ずさむ，棒体操，色塗りなどの種目を選択する。

## 自発性の低下による怠惰や無為の軽減

①日常生活をルーティン化し，被影響性の亢進を応用し，単純で視覚的にわかりやすい活動を場所，時間，担当を決めて行う。

②セルフケアの支援は排泄，入浴，更衣など介助をパターン化し，時間がかかっても不完全でも，いったんは本人に任せる。

## 脱抑制や人格変化をチームで共有

①1回は説明するが，叱ったり説得はしない。

②人格変化による他者とのトラブルを防止する。

③トラブル時は相手を遠ざけて看護師が詫び，本人には自制を強要しない。

## ◆事例を経験したことによる学び◆

　奇異な口唇症状に苦慮し，身体拘束によるストレス反応と捉えて日中や入眠までアクティビティ・ケアに取り組んでいたが，神経内科医から指導を受けなければ，慢性硬膜下血腫のケアを継続し，身体拘束の解除に至らなかったと考える。

前頭側頭型認知症と診断され，奇異な異食行為がクリューバー・ビューシー症
候群と捉えことができたとき，チームは納得し安堵した。つまり，身体拘束の解
除時間の工夫をしたが軽減が図れず，ケア介入に行き詰っていた違和感を解消す
ることができた。同時に異食行為は，身体拘束では防御できないことをチームで
共有することができた。

引用・参考文献
1）三好功峰：大脳疾患の精神医学 神経精神医学からみえるもの．中山書店, p.222, 2009.
2）日野原重明，井村裕夫監：看護のための最新医学講座 第2版．中山書店, p.117-122, 2005.
3）一般財団法人仁明会精神衛生研究所監：老年精神医学 高齢患者の特徴を踏まえてケースに臨む．
　　精神看護出版, p.191-195, 2013.
4）池田学：前頭側頭型認知症の症候学．老年期認知症研究会誌, 21, p.73-79, 2017.

## 神経内科医へのコンサルテーションと多職種協働

　神経内科医へのコンサルテーション時にてんかん発作の可能性を指摘された事例があり，検査技師に同席を依頼した。検査技師は，「看護師さんたちが先生からの質問に答えたり，脳CT画像を一緒に見ている光景にびっくりしました。いつの間にこんな風景が生まれたのですか。私も参加していいですか」と感想を述べられた。その後，検査技師も検討の場に参加することが増え，看護師が検査技師に脳波検査の結果を教えてもらう場面もよく見られるようになった。

　私たち看護師は，頭部CT画像は撮影後にコンピュータにより自動的に作成されるものと認識していたが，技師のもっている技術によって画像の正確さや鮮明さが左右されることに驚かされた。神経内科からは頭部CT画像のコントラストや画像の形状が鮮明であると，当院の放射線技師の技術の高さについて説明を受けた。そのことを放射線技師に伝えたところ，「わかってくれる医師がいてやりがいにつながった。今後もよい画像を報告したい」と返答された。

　こうした動きに精神保健福祉士も興味をもたれ，検討への参加の場面がみられた。参加ができないときは看護師にコンサルテーションの内容を尋ね，「退院促進が阻害される要因がわかり，自分たちのジレンマが解消された。また，退院後の地域生活の定着にどのような支援が必要かについてのヒントが見つかった」との意見をいただいた。

　コンサルテーションは各病棟の看護師が行うが，主治医に各患者さんの頭部CT画像検査の所見や薬物療法の調整などについて神経内科医から報告がされる。主治医から「自分とは違った視点で考えるきっかけとなっている」との意見が聞かれた。現在は主治医から神経内科医に相談される場面が増えている。また，看護師は指導を受けた後で，主治医とその内容について話し合う場面も多くみられるようになった。薬剤師からは，「このコンサルテーションを活かして，薬物療法について主治医や看護師と考えていける機会にしたい」という声があった。

　コンサルテーションを介して，看護師と他職種間で「そうだったんだ！」「そんなことがわかったの！」「教えてくれてありがとう」などの言葉を耳にする場面が増えた。

　私は当初，コンサルテーションを受けた内容をどのように看護に活かしていけばよいのか迷いがあった。画像からこの症状をどう考えられるのか，というコンサルテーションをくりかえし受け，まったく予想もしていなかった看護判断をア

ドバイスされ，新たな視点で観察することができるようになった。陰性感情や自責感を抱き，看護介入に行き詰り，進展しなかったいくつかのケースに対して，「新鮮な思いで患者さんに寄り添い，その人らしく過ごせるようにかかわっていきたい」という声が聞こえるなど，臨床現場の雰囲気が一変したと感じる。

　今後もこのコンサルテーションを大切にして，日常的に他職種とコミュニケーションを深め，情報共有していくことにより，医療・看護の質の向上につなげることができると考える。

（瀧野鮎子）

## 執筆者一覧

### ★ 編著者

大塚恒子　一般財団法人仁明会精神衛生研究所 副所長
　　　　　一般財団法人仁明会仁明会病院 看護部長

阿部和夫　一般財団法人仁明会仁明会病院 神経内科

### ★ 執筆者（五十音順）

尾形宏美　一般財団法人仁明会仁明会病院 看護副師長

瀧野鮎子　一般財団法人仁明会仁明会病院 看護師長

田中小百合　一般財団法人仁明会仁明会病院 看護師長

平松 悟　一般財団法人仁明会仁明会病院 看護師長

松尾結紀　一般財団法人仁明会仁明会病院 看護師長

森川 晋　一般財団法人仁明会仁明会病院 看護副部長

吉永佳奈美　一般財団法人仁明会仁明会病院 看護主任

吉元謙太　一般財団法人仁明会仁明会病院 看護師長

吉元容子　一般財団法人仁明会仁明会病院 看護師長

# 認知症・精神疾患の看護に
# 頭部CT画像からの情報を活かす

2024年2月5日　第1版第1刷発行

編著者　大塚恒子・阿部和夫
発行者　水野慶三
発行所　株式会社 精神看護出版
　　　　〒140-0001　東京都品川区北品川1-13-10ストークビル北品川5F
　　　　TEL 03-5715-3545　FAX 03-5715-3546
　　　　https://www.seishinkango.co.jp/
印刷　株式会社スキルプリネット
表紙デザイン／浅井 健　本文デザイン／田中律子

# 精神看護出版の本

タイプやステージによって異なる認知症のケアと,
老年期に好発する精神症状を区別してかかわって
いくことで, 老年期ケアは大きく前進する。

## 老年精神医学
# 高齢患者の
# 特徴を踏まえて
# ケースに臨む

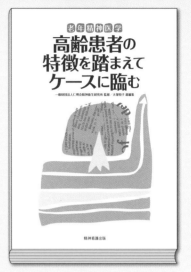

**【監　修】** 一般財団法人仁明会精神衛生研究所
**【総編集】** 大塚恒子(一般財団法人仁明会精神衛生研究所)

2013年8月10日刊行　B5判　216頁　2色刷
定価2,640円(本体価格2,400円+税10%)
ISBN978-4-86294-049-0

　老年期の精神障害には, 2つの大きな特徴がある。1つは老年期特有の生活環境の変化(たとえば, 孤立, 引退, 身近な人との離別, 死別など)との深い関連であるが, いま1つは, 他の年代の精神障害とくらべると,「脳の器質性変化」が原因となっていることがきわだって多い, ということである。本書は, そのような高齢者精神障害の特徴を踏まえて, まず, 第1部において, 一般的な老年精神医学に関する事柄とともに, 老年期の脳の器質的な障害についての十分な説明がなされており, 第2部には, 高齢者における精神障害の看護・介護についての基本的な考え方や, 倫理的な問題, リスクマネジメント, 家族に対する接し方, さらに, ケースを通しての看護・介護の実際について具体的に述べられるという展開となっている(「刊行にあたって」より)。

## 【主な目次】

※著者の所属, 肩書きは刊行時のものです。